常见病症古代名家医案选评丛书

总主编 盛增秀

盛增秀全国名老中医药专家传承工作室
组织编写

郁证医案专辑

庄爱文 编撰

人民卫生出版社

图书在版编目（CIP）数据

郁证医案专辑／庄爱文编撰.—北京：人民卫生
出版社,2019
（常见病症古代名家医案选评丛书）
ISBN 978-7-117-28134-8

Ⅰ.①郁… Ⅱ.①庄… Ⅲ.①郁证－中医治疗法－医
案－汇编 Ⅳ.①R256

中国版本图书馆 CIP 数据核字（2019）第 030456 号

郁证医案专辑

编　　撰：庄爱文
出版发行：人民卫生出版社 （中继线 010-59780011）
地　　址：北京市朝阳区潘家园南里 19 号
邮　　编：100021
E - mail：pmph @ pmph. com
购书热线：010-59787592　010-59787584　010-65264830
印　　刷：北京铭成印刷有限公司
经　　销：新华书店
开　　本：850×1168　1/32　印张：6
字　　数：97 千字
版　　次：2019 年 3 月第 1 版　2019 年 3 月第 1 版第 1 次印刷
标准书号：ISBN 978-7-117-28134-8
定　　价：28.00 元
打击盗版举报电话：010-59787491　E-mail：WQ @ pmph. com
（凡属印装质量问题请与本社市场营销中心联系退换）

常见病症古代名家医案选评
丛书编委会

总 主 编 盛增秀

副总主编 江凌圳　竹剑平　王英

编　　委（以姓氏笔画为序）

王　英　白　钰　冯丹丹

朱杭溢　竹剑平　庄爱文

江凌圳　李荣群　李晓寅

沈钦荣　陈永灿　高晶晶

盛增秀

学术秘书 庄爱文

此所却病，所走龇血之胀。血者气之母又何。

作眠，然底脉空，调理而之。

川朴　生姜　柳金　地骨　白蒺藜

丹皮　莲甸　砂仁

上池医案

本案由本书编委、知名书法专家沈钦荣题录

总　序

　　近代国学大师章太炎尝谓："中医之成绩，医案最著。欲求前人之经验心得，医案最有线索可寻，循此钻研，事半功倍。"清代医家周学海也曾说过："宋以后医书，唯医案最好看，不似注释古书之多穿凿也。每部医案中，必有一生最得力处，潜心研究，最能汲取众家之所长。"的确，医案是历代医家活生生的临证记录，最能反映各医家的临床宝贵经验，堪称浩瀚祖国医学文献中的宝中之宝，对临证很有指导意义和实用价值。如清代温病学大家吴鞠通所撰《温病条辨》，他将散见于叶天士《临证指南医案》中有关温病的理、法、方、药和经验，列成条文的形式，汇入该书之中。据不完全统计，《温病条辨》从《临证指南医案》的处方或加以化裁的约90方，如桑菊饮、清宫汤、三香汤、椒梅汤等均是。举此一端，足见前人医案对后世影响之深远。众所周知，中医有关医案的文献资料极其丰富多彩，其中不乏医案专著，但自古迄今，国内尚缺乏一套集常见病症古代名家医案于一体并加以评议发挥的系列丛书，因而给查阅和临床参考应用带来不便，以致传统医案精华未能得到充分利用。有鉴于此，我们在深入调研、广搜文献资料基础上，精选清末（1911年）以前（个别是清末民初）名家的医案，并加以评议，编写了一套《常见病症古代名家医案选评丛书》。

本套系列丛书，以每一病症为一单元而编成专辑，包括中风、眩晕、泄泻、肿胀、瘟疫、咳嗽、哮喘、不寐、痹证、胃脘痛、惊悸、黄疸、胸痹、头痛、郁证15个专辑，堪称鸿篇巨制，蔚为大观。

本丛书体例以病症为纲，将名家医案分类后归入相应专辑，每案注明出处，"评议"务求客观准确，且融以编者的心得体会和临床经验，着力阐发辨证施治要点，辨异同，明常变，有分析，有归纳，使人一目了然，从中得到启发。

丛书由全国名老中医药专家盛增秀任总主编。所在单位浙江省中医药研究院系浙江省中医药文化重点学科建设单位，又是国家中医药管理局中医文献学重点学科建设单位。大多数编写人员均长期从事文献整理研究工作，既往对古代医案的整理研究已取得了较大成绩，曾出版《重订王孟英医案》《赤厓医案评注》等书，受到读者欢迎。

本丛书具有以下几个特点：

一是本着"少而精"的原则，主要选择内科临床常见病症予以编写，这样能突出重点，实用性强。

二是本书是系列丛书，每一病症单独成册（专辑），读者既可购置全套，又可根据需求选购一册。

三是全书每则医案加"评议"，有分析，有发挥，体现出继承中有发扬，整理中见提高。

医案在很大程度上反映一个医生的技术水平和治学态度。时下，不少医生书写医案粗枝大叶，不讲究理、法、方、药的完整性和一致性。更有甚者，有些医生处方东拼西凑，喜欢开大方、开贵重药品，有失配伍法度。本丛书所选名家医案，对读者临证书写医案有重要的指导和借鉴作用，有利于提高诊疗能力和学术水平。此外，也为教学、科研和新药的开发提供珍贵的参考文献。

限于水平，书中缺点和不足之处在所难免，祈求读者指正。

盛增秀全国名老中医药专家传承工作室
2018 年 12 月

前　言

　　本书为《常见病症古代名家医案选评丛书》中的一种。 郁证是临床十分常见的一种病证，古代医家在漫长的临床实践中，对郁证病因、病机的认识不断深入，积累了丰富的治疗经验，这宝贵的不传之秘，许多都隐藏在其医案著述中。 笔者本着"少而精"的原则，从众多的古代郁证医案中，选择其中典型案例，或辨证独具慧眼，或用药匠心独运，或案例罕见，或效果显著，对今天临床有启示和借鉴作用者，共 130 则予以评议。 兹将编写中的有关问题，概述如下：

　　一、每则医案的标题系编者所加，系针对该案的病因、病机和治法等加以提炼而成，旨在提挈其要领，突出其特色，起到提示作用。

　　二、每案先录原文，并标明出处。 根据编写者的学习心得，结合临床体会，对该案进行评议，也有数案同议者，力求评析精当，旨在阐发辨证施治要点和处方用药的特色，辨异同，明常变，有分析，有归纳，让人一目了然，从中得到启迪。

三、对少数难读难解的字和词予以注释、注音，解释力求准确妥帖，文字简洁明白，只注首见处，复出者恕不再注。

四、由于所辑医案时代跨度较大，其作者生活的地点亦不相同，因此对于同一药物，称谓不甚统一，为保存古书原貌，不用现代规范的药名律齐。

五、文末附郁证相关论文4篇，是本人学习和整理研究郁证医案中的一点心得，希冀对读者阅读郁证医案有所帮助。

六、古代医案中有些药物如犀角、虎骨等现在已禁用或不用，读者可寻求替代品，灵活变通为是。

诚然，笔者在编撰本书时花了很多精力，力求保证书稿的质量，但限于水平，书中缺点和不足之处在所难免，敬请指正。

庄爱文

2018 年 12 月

目 录

孀居妇人气郁案

一妇瘦弱，年四十余。患走气，遍身疼痛，或背胀痛，或两胁抽痛，或一月二三发，发则呕尽所食方快，饮食不进，久伏床枕。医作气治，用流气饮；或作痰治，用丁藿二陈汤，病甚。邀余视之。脉皆细微而数，右脉尤弱。曰：此恐孀居忧思，伤脾而气郁也。理宜补脾散郁。以人参三钱，香附、砂仁、黄芩、甘草各五分，黄芪二钱，归身钱半，川芎八分，干姜四分。煎服十余帖，脉之数而弱者稍缓而健，诸痛亦减。仍服前方，再用人参、黄芪、川芎、香附、山栀、甘草，以神曲糊丸，服之病除。（《石山医案》）

🔘【评议】《医学入门·妇人门》尝谓："盖妇人凡事不得专行，多忧思忿怒，忧思过则气结而血亦结；忿怒过则气逆而血亦逆，甚则乳硬、胁痛、烦热。要之，女病皆因气血郁结，所以古方多用香附、砂仁、木香、槟榔、青皮、枳壳者，行气故也。"此案乃孀居妇人忧思伤脾而气郁也，故必折去其致郁之气，则郁者舒矣。

妇人怀抱不舒郁闷伤脾案

一妇人怀抱不舒，腹胀少寐，饮食素少，痰涎上

涌，月经频数。余曰：脾统血而主涎，此郁闷伤脾，不能摄血归源耳。用补中益气、济生归脾而愈。(《校注妇人良方》)

●【评议】 就体质及气质而言，妇人较之男子更易发生情志疾病。此案妇人怀抱不舒，气血运行紊乱，故而症见腹胀少寐、饮食素少、痰涎上涌、月经频数等，乃郁闷伤脾是也。治疗从脾入手，投补中、归脾而愈，值得借鉴。

🌸 郁怒致月经不调案 🌸

一妇人胸胁作痛，内热晡热，月经不调。余谓郁怒伤损肝脾，朝用归脾汤以解郁结，生脾气，夕用加味逍遥散以生肝血，清肝火，半载而愈。后因饮食失调，兼有怒气，月经如注，脉浮洪而数，用六君子加芎、归、炮姜，一剂而血止，用补中益气加炮姜、茯苓、半夏治之而元气复，又用归脾汤、逍遥散调理而康。(《校注妇人良方》)

一妇人腹胀胁痛，内热晡热，月经不调，不时吐痰，或用化痰行气之剂，胸膈不利。余谓脾气郁结，肝经血虚，朝用归脾汤，夕用加味逍遥散，百余剂而诸症渐愈。又因饮食停滞，或用峻补之剂，口干体

倦。余用七味白术散、补中益气加茯苓、半夏，中气渐愈，又以补中益气及八珍汤兼服而痊。(《校注妇人良方》)

● 【评议】《张氏医通》尝谓："大抵妇人受气则气乱，经期亦乱"，上两案均属郁怒损伤肝脾致月经不调，朝用归脾以解郁生脾，夕以逍遥以养血清肝，是故审证论治，随症遣方，不固守一方一药，以避刻舟求剑矣。而"妇人以血用事"，故能郁怒而致月经如注，以六君子加芎、归、姜，一剂血止，再以调理肝脾、益气养血之辈调理善后而康，正如《保命歌括》提出："治郁之法，当以补脾胃为主，顺气次之，去郁又次之。盖人以胃气为本，胃气强则气血流通，气血流通则郁自去矣。"

❋ 肝脾郁怒火燥案 ❋

一妇人年六十有四，久郁怒，头痛寒热，春间乳内时痛，服流气饮之类益甚，时有血如经行，又大惊恐，饮食不进，夜寐不宁，两乳肿胀，两胁嫩痛，午后色赤。余以为肝脾郁怒火燥，先以逍遥散加酒炒黑龙胆一钱，山栀一钱五分，服二剂，肿痛顿愈。又二剂全愈。再用归脾汤加炒栀、贝母，诸症悉愈。(《校

注妇人良方》）

● 【评议】 张路玉云："郁证，多缘于志虑不伸，气先受病，故越鞠、四七，始而立也。郁之日久，火邪耗血，岂苍术、香附辈能久服乎？是逍遥、归脾继而设也。然郁证多患于妇人，《经》谓二阳之病发心脾，及思想无穷，所愿不得，皆能致病……治法总不离乎逍遥、归脾、左金、越鞠、四七等方，参究新久虚实选用。"本案郁证日久"郁而化热"，故见饮食不进，夜寐不宁，两乳肿胀，两胁焮痛，午后色赤等肝脾郁怒火燥之症，用流气饮之类不效而继以逍遥、归脾辈治之，此理、法、方、药一线贯通，故收全效。

🌸 郁结兼虚夹痰案 🌸

一妇人饮食后，或腹胀，或吞酸，自服枳术丸，饮食日少，胸膈痞满，腿内酸痛，畏见风寒。或用养胃汤，腿痛浮肿益甚，月经不行。余以为郁结所伤，脾寒湿热下注，清晨用四君、芎、归、二陈，午后以前汤送越鞠丸，诸症渐愈。又用归脾、八珍二汤兼服，两月余而经行。（《校注妇人良方》）

● 【评议】 《笔花医镜》有云："妇人之症……然大要不离乎情郁结者近是。盖妇女阴鸷之性，识见拘墟。一有逆意，即牢结胸中，又不能散闷于外，则郁久而成病矣。"郁之为病，非止一端。有郁久而生病者，有病久而生郁者，有误药而成郁者。故凡病属郁，古人立越鞠丸以治之。王节斋云："气虚者，兼用四君；血虚者，兼用四物；挟痰者，兼用二陈，得其要矣。"

🏵 妇人怀抱久郁致病案 🏵

一妇人怀抱久郁，或时胃口嘈辣，胸膈不利，月水不调，晡热食少，体倦唇肿，已年余矣。此脾经郁火伤血，用归脾汤加姜汁炒黄连、山栀，少佐吴茱萸，嘈辣顿去，饮食稍进。乃去黄连，加贝母、远志，胸膈通利，饮食如常。又用加味逍遥散、归脾汤，间服百余剂，月水调而唇立愈。（《校注妇人良方》）

🏵【评议】 何柏斋云："七情不快，郁久成病：或为虚怯，或为噎膈，或为痞满，或为腹胀，或为胁痛；女子则经闭堕胎，带下崩中。可见百病兼郁如此。"本案因妇人怀抱久郁而致病，归脾汤，治脾而开郁；逍遥散，治肝而疏郁，二方为治郁妙剂。

丹溪治室女郁结在脾案

丹溪治一室女，因事忤意，郁结在脾，半年不食，但日食熟菱米枣数枚，遇喜，食馒头弹子大，深恶粥饭。朱意脾气实，非枳实不能散，以温胆汤去竹茹，与数十帖而安。（《名医类案》）

【评议】 患者因事忤意郁结在脾，丹溪予以温胆汤去竹茹治疗取效，并指出"非枳实不能散"，《药性赋》："枳实，味苦、酸，性微寒，无毒。沉也，阴也。其用有四：消胸中之虚痞，逐心下之停水，化日久之稠痰，削年深之坚积。"可见先贤对此药在治疗郁证方面的功效颇为肯定。

食郁生痰夹虚夹瘀案

一少妇年十九，因大不如意事，遂致膈满不食，累月惫甚，不能起坐，巳_脾午心间发热面赤，酉_肾戌_{心包}退，夜小便数而点滴，脉沉涩而短小，沉为气滞，涩为血瘀，短小为虚。重取皆有，经水极少。此气不遂而郁于胃口，有瘀血而虚，中宫却因食郁而生痰。遂补泻兼施，以参、术各二钱，茯苓一钱，红花一豆大，带白陈皮一钱，浓煎，食前热饮之，少顷药行，与粥半匙，少顷与神佑丸，减轻粉、牵牛_{减轻粉、牵牛即小胃丹}，细丸如芝麻大，津液咽下十五丸，昼夜二药各进四服，至次日食稍进，第三日热退，面不赤，七日而愈。（《名医类案》）

● 【评议】《张氏医通》云："郁证多缘于志虑不伸，而气先受之。"可见，郁证最先为气机之变，脏气结滞怫郁不畅，气机当升不升，当降不降，当化不化，结聚不散停于体内。本例"因大不如意事"，致肝失条达，气机不畅，肝郁不疏而发病，肝郁不能助脾运化，则脾运失司，积而不消，膈满不食，食郁生痰；情志失常，忧思太过，致脏腑功能失调，气机逆乱，故而气滞血瘀，病久必虚，故而经水极少，脉沉涩而短小。医者从虚实着手，补泻兼施，以参、术、茯苓、红花、陈皮治之，兼以"小胃丹"去胸膈之痰，畅胸膈之气，治之而愈。

五志相胜治验案

一女许嫁后，夫经商二年不归，因不食，困卧如痴，无他病，多向里床睡。朱诊之，肝脉弦出寸口。曰：此思想气结也。药难独治，得喜可解。不然，令其怒。脾主思，过思则脾气结而不食，怒属肝木，木能克土，怒则气升发而冲开脾气矣。令激之，大怒而哭，至三时许，令慰解之，与药一服，即索粥食矣。朱曰：思气虽解，必得喜，则庶不再结。乃诈以夫有书，旦夕且归。后三月，夫果归而愈。（《名医类案》）

※【评议】 七情可以致病，也可以治病。《黄帝内经》曰："脾在志为思"，本例患者因经商丈夫常年不在家而忧愁思虑，使脾气郁结而致病，其忧思难解，单凭药力难以救之。按怒胜思、思胜恐、恐胜喜、喜胜悲（忧）、悲胜怒的五志相胜理论，思则气结于中，不得疏解，唯得肝之疏泄而能解之，故激之以怒。怒属肝木，木能克土，怒则气升，脾气一发，则所结之气随肝而泄，因而气机疏通，饮食渐复。张从正在《儒门事亲》中亦谈到五志相胜的应用方法："怒可以治思，以污辱欺罔之言触之。"然情志相胜，仅解一时之急，解除致病原因则可以促进郁证的好转乃至痊愈，本患终因其夫归而获愈。

❀ 孙景祥治李长沙学士案 ❀

孙景祥治李长沙学士，年三十九，时患脾病，其症能食而不能化，因节不多食，渐节渐寡，几至废食，气渐薾①，形日就瘵。医咸谓瘵也，以药补之，病弥剧。时岁暮，医曰：吾技穷矣。若春木旺，则脾必伤重。会孙来视，曰：及春而解。因怪问之，孙曰：病在心火，必左寸洪数之脉。故得木而解。彼谓脾病者，不揣其本故也。公得非有忧郁之事乎？曰：噫！是也。盖是时丧妻亡弟，悲怆过伤，积久成病，非惟医莫之识，而自亦忘之矣。于是尽弃旧药，悉听孙言，三日而一药，不过四五剂，及春果愈。李因叹曰：医不识病，而欲拯人之危，难矣哉。世之徇名遗实，以躯命托之庸人之手，往往而是。向不遇孙，不当补而补，至于嬴惫而莫悟也。《麓堂文集》（《名医类案》）

❀【评议】 此案患者因"丧妻亡弟，悲怆过伤"而发，前医不识，概以补药进之，病弥剧，而孙氏识其病因乃"病在心火"，是故必左寸洪数之脉，乃非虚候也，大略以畅气疏肝之品治之而得佳效。

❀ 州监军病悲思案 ❀

州监军病悲思，郝允告其子曰：法当得悸即愈。时通守李宋卿御史严甚，监军向所惮也。允与子请于

① 薾（ěr）：疲困的样子。

宋卿，一造问，责其过失，监军惶怖汗出，疾乃已。

《邵氏闻见录》（《名医类案》）

❀【评议】 此案患者"病悲思"，医者取"得悸"法治之而得愈。《素问·阴阳应象大论》曰："怒伤肝，悲胜怒；喜伤心，恐胜喜；思伤脾，怒胜思；忧伤肺，喜胜忧；恐伤肾，思胜恐"，此为精神治疗的法则之一。案中以恐法胜悲思，虽不为《黄帝内经》所载，而患者霍然得效，这在一定程度上丰富了《黄帝内经》情志相胜法的内容。

❀ 虞恒德治湿郁案 ❀

虞恒德治一人，年三十岁，三月间，房事后乘马渡河，遇深渊沉没，幸马健无事，连湿衣行十五里，抵家次日，憎寒壮热，肢节烦疼，似疟非疟之状。医作虚证治，用补气血药，服月余，不效。更医，作瘵治，用四物加知母、黄柏、地骨皮之类，及大补阴丸，倍加紫河车，服至九月，反加满闷不食。雇乳妪，日止饮乳汁四五杯，粒米不入。虞诊视，六脉皆洪缓，重按若牢，右手为甚。虞作湿郁治，用平胃散，倍苍术，加半夏、茯苓、白术、川芎、香附、木通、砂仁、防风、羌活，加姜煎服，黄昏服一帖，一更时又服一帖，至半夜遍身发红丹如瘾疹，<small>湿郁而为热，病邪才透。</small>片时遂没而大汗，索粥，与稀粥二碗。由是诸病皆减，能食，仍与前方，服三帖，后以茯苓渗湿汤倍加白术，服二十帖而安。<small>琇按：此案宜入湿门。</small>（《名医类案》）

❀【评议】　湿为重浊有形之邪，若羁留于人体，发为痛、重、困、乏等症，然其形无定体，积而为水，聚而成饮，凝则为痰，化生百病。本案病起入水受湿，症见似疟非疟，作虚作瘵治之均不效。虞氏诊察，六脉皆洪缓，重按若牢，右手为甚，视为湿郁以祛湿剂治之，使湿去阳郁得展而病自愈。

❀ 火郁发之治验案 ❀

程仁甫治一妇，年二十余，秋生一子，次年春夏经行二次，既而不月，自以为妊，至六七月，渐渐内热口渴，八月大热大渴。程未诊视，为用补血安胎之剂，不效。自秋徂①冬，连经数医，症渐重。次年二月复诊，六脉沉数，浮取不应，形瘦憔悴，烦热不休，日夜手握铁器，或浸冷水中，一日用茶二十余碗，体倦食少，恶心，吐出如豆沫状，胸滞不快，经

---

① 徂（cú）：往。

闭不行。程思前症皆火郁于内，不能发泄，故热渴也。《经》曰：火郁发之，是其治也。用升阳散火汤，四剂热去其半，心胸舒畅。继用参、芪、甘、归、芍、地、知、膏、味、麦门、葛、陈生津止渴，气滞加青皮，干呕少加藿香，出入服至五十余剂，更以人参固本丸对坎离丸，每料加鹿角胶三两，五味、桃仁各一两，红花七钱，以为生血之引用也。服二月余，热退，口渴十去七八，口沫清。丸药数料，三年后经行有孕。(《名医类案》)

【评议】 本证属火郁范畴。《素问·六元正纪大论》："木郁达之，火郁发之，土郁夺之，金郁泄之，水郁折之。"后世将木郁、火郁、土郁、金郁、水郁称为五郁。火郁发之是指火盛郁闭的病证，治疗当以发越、发散火邪，本案即是其例。升阳散火汤出《脾胃论》，方由升麻、葛根、羌活、独活、白芍、人参、柴胡、生甘草、炙甘草、防风组成，功能发越郁结之火，方证合拍，故获卓效。

抱郁成疾案

钱渐川幼攻文勤苦，久之抱郁成疾，上焦苦咽闭，中焦苦膈噎，烦闷，下焦苦遗浊，极而呕血，几殆，医罔效。顾爱杏分治之，上焦用药清火解毒，食饱服；中焦用药开郁除烦，食后服；下焦用药升降水火，空心服。品不过三四，剂不过五六，病若失。（《名医类案》）

● 【评议】 七情不快，郁久成病，《医述》云："郁者，郁塞不通也。一有所郁，通之而已。"此案上、中、下三焦俱病，虽同属"通"而治法各有偏重，是以清火解毒以解上焦郁火，开郁除烦以除中焦郁热，升降水火以治下焦虚火。

🌸 子病治母案 🌸

一小儿寒热不愈，诊其乳母，左关脉弦数，左胁作痛，遇劳则遍身瘙痒，遇怒则小便不利。此因肝经血虚，郁火所致也，先用小柴胡汤加山栀、牡丹皮，诸症顿退，又用加味逍遥散，母子并痊。（《保婴撮要》）

● 【评议】《育婴家秘》有云："医道至博，幼科最难。""婴儿稚弱兮，岂堪药石；良工调理兮，尤贵精专。或补或泄兮，中病即止；易虚易实兮，其证勿犯。"基于儿科的这些特殊性，"大抵保婴之法，未病则调治乳母，既病则审治婴儿，亦必兼治其母为善。"

儿生之后，虽离母体，但乳母与儿息息相通，故本案通过治疗患儿乳母，收到母子并瘥的良好效果，为儿科诊治方案提供借鉴。

🌺 呕嗽烦乏清补治验案 🌺

吴煦野尊宠寡居，夜热，以烦劳复感风寒，咳嗽无痰，医以疏风之药投之，反增恶心呕吐，更以二陈导痰之剂服之，呕嗽不减，而夜不能寐。似失神志，烦乱不安。予诊其脉，沉弦而数，日干咳嗽，乃火郁之甚也，最为难治。况寡居多年，其为郁，不问可知。虽风寒，但当调气养血开郁清热中微加疏风之品。若竟发其表，升动阴火，所以喘咳呕吐反甚。热郁既久，脾气不舒，又加劳苦，脾气更伤胃中冲和之气，不得其平，重以二陈燥剂，宜其烦乱不寐，而神志如失也。因用清气养荣汤，加黄芩、前胡、薄荷、杏仁、苏叶二剂，服后咳嗽减十之五，吐呕烦闷，减十之二，睡卧未甚安，其脉微浮而数。因去苏叶、前胡、杏仁，加贝母、知母、山栀、枣仁、竹茹、大枣，煎服二剂，诸症俱愈，夜卧稍安，但四肢懈怠，气乏不足以息，其脉浮数而弱。予曰：虚火已降，宜其体弱，乃真气衰乏之候，仍用清气养荣汤，加贝母、枣仁，更加人参一钱五分，数剂而全愈。

卢绍庵曰：庸工目不知书，心不明理，但能见病治病，而不知先正云：寡妇尼姑，异于平常之妇人。此句是治法大纲。汉太仓公深得其旨。而我先生亦能探其奥，淳于勿获专美于前矣。(《陆氏三世医案》)

❀【评议】 此例病患属寡居多年之妇女，虽见风寒咳嗽等证，医以二陈燥热导痰之剂后，症不减反增。后医诊治时顾及"寡妇尼姑，异于平常之妇人"，凭脉参证认为此属火郁之甚，故投治疗阴虚内热之清气养荣汤，意予调气养血、开郁清热中佐以黄芩、前胡、薄荷、杏仁、苏叶等疏风散寒之品而效。叶天士《临证指南医案》尝云："夫郁则气滞，久则必化热，热郁则津液耗而不流，升降之机失度。初伤气分，久延血分，延及郁劳沉疴。故先生用药大旨，每以苦辛凉润宣通，不投燥热敛涩呆补，此其治疗之大法也。"

❀ 郁痰误补案 ❀

广德州少司空景渠李公贤嗣李江州，乙卯年下第而回，情怀悒怏，饮食不思，精神困倦。一医以为久旷远归，投以补剂，胸膈否塞，大便艰难，宵来不寐。一医投以养血安神，烦躁靡安，小腹胀满。向因孝丰吴抚台济寰公与先大父有交，而吴李世姻，乃遣人邀予诊之。睹其面容昏滞，六脉沉滑，乃以枳实、黄连、瓜蒌、陈皮、贝母、槟榔、元明粉，兼服润字丸三钱，半日未应。又以前丸二钱催之，良久腹中鸣响，转矢气，大便去稠粘垢秽，五色错杂，约有半净桶，顿觉爽快，恨相见之晚。继以前之汤丸，少少与之。两三日间，共去垢污若干，粪色微黄，沉疴脱体。改用参、术、归、芍，健脾养血，数十剂而安。

文战^①不利，忧郁忿怒，损伤心脾，以致食减痰聚，病在上部，非关于肾，误投补剂，增痰势之猖獗，为日既久，大肠干燥，火性炎上，宜其有烦躁诸症。予因润其大便，釜底抽薪，痰消火降，病魔退舍矣。自此忝为相知，以续祖父相交一脉。（《陆氏三世医案》）

【评议】 朱丹溪尝谓："气血冲和，万病不生，一有怫郁，诸病生焉。故人身诸病，多生于郁。"本例乃痰郁之证，前医误补无果，后医从痰郁论治，条析病因，立法妥帖，故而获效。

🏵 郁证发热误治案 🏵

晋江杨约庵，庚辰甲榜，除重庆大足令，舟行病

———

① 文战：指科举考试。

热，扶寓天宁，庸工某以时行疫症治之，愈热，水谷不进，大满。殊不知脉无外邪，沉而微结，此郁症也。贝母为君，佐以香附、当归、黄柏、上甲，热渐退，思食，感谢而去。（《冰壑老人医案》）

🌀【评议】 此案起于舟行途中，症见发热，但脉沉而微结，乃为阴脉，故前医以时行疫症治之不效，而见愈热，水谷不进，大满。冰壑老人予以舒郁化痰之剂则热渐退，思食，而愈。

🌸 积郁日久误治案 🌸

永严史公，己巳夏，以司徒大夫客燕邸，时抱伤寒症，投剂不一，服之罔效，遂近危笃，延余诊之。其脉心部虚，肺部滑，肝部沉，脾部滑大，肾部微，命门浮。余曰：此非伤寒症也，乃积郁痰气已久，近为暑气侵脾，误认为伤寒，禁忌饮食，致伤损其脾胃也。亟须少进粥食，以胜药气。随用香薷饮一服解其标暑，继用舒郁化痰之剂和其中胃，遂饮食渐增，胃气开适，精神顿王。又进健脾和荣之药，调其本元，三四日而康宁强固矣。有手书浮玉山歌以识赠。（《两都医案》）

🌀【评议】 本案"脉心部虚，肺部滑，肝部沉，脾部滑大，肾部微，命门浮"，医者从左右寸、关、尺三部不同脉象，分析病性、病位，辨脉极为细致，认为此绝非伤寒证，故以伤寒治之罔效，实乃"积郁痰气已久"使然，故投舒郁化痰之剂而奏功。

❀ 以情致病案 ❀

都城有数家处子，亦发热、咳嗽、吐血、吐痰之候，俗云针线劳、女儿痨，皆作虚损补养治，服药罕效，至有待毙者。延余诊之，脉多过鱼际，《脉经》云：欲男而不得，故是脉见焉。予以舒郁清火为主，理气调经佐之，因劝其父母，俾早遂室家之愿，病可旋愈。夫婚姻愆期，多有是症，有会余意者，遄①曲成就，使不至乾亢而坤战，则阴阳之患可消，此男女失血热嗽，有有余，有不足，指下要明，不可一概论也。余实屡试屡验，不敢谬谭。(《两都医案》)

❀【评议】 吴澄在其《不居集》中提出"郁者心病也"的论断，认为诸郁当从心论治，移情易性的心理疏导不失为"治郁之真诠，却病之妙谛"，此案即为"以情病者，非情不解"之例是也。案中谓"指下

① 遄（chuán）：快，疾速。

要明"，即是指必须要明识患者的脉象，点出了脉诊在辨证别病的重要性，郁证如是，其余病证，莫不皆然。

🌸 郁结错补案 🌸

顺天文学杨续宽公长郎病，延余诊，六脉沉滑，面如涂酥，项奘①不能转侧，起立皆昏晕旋转，饮食下咽，如有物长尺许阔寸余，阻碍腹间，将及半载。余曰：此郁结病也。当以舒郁顺气降痰为效。病者不然，父子详告以巅末，谓诸医皆以为虚火不足之候，已独宿半载，一日未尝缺补药，尚不能见效，用破气药恐未宜也。余且不答，其父复云：小儿年方二十二岁，昏②娶三阅岁，尚未举子，老夫今已八旬，止生此子，宗嗣念重，医言虚症，遂令分房独宿。言讫，父子潸然泪下，旋云：先生果能生之，当竭力以酬。余笑而答曰：吾道原以济人为本，焉敢望报，郎君恙的系有余郁结之候，无难治疗，诸医以不足调养，令子过慎则益其有余，实实之害非小，倘能信余，一月可安。其父向余叩祝不已，惟余是从，余用越鞠二陈

① 奘（zhuǎng）：北方方言形容物体粗大。
② 昏：古同"婚"，婚姻。

汤，加枳壳、青皮。连服七剂，便觉胸中爽快，所碍之物消其半，饮食较前加进，劝令夫妇同处，阴阳相和，越数日强扶可行。又服前药四剂，面光遂去，项不肿而胸中觉无物矣。再服前药四剂，饮食更进，荣卫渐和，后小腿发肿如脚气然，父子怆惶无措，急召余诊，意若咎余药损其不足，致为虚虚之害，使脾虚发肿。余喜曰：脉气平和，此上中二焦壅塞顿消，浊气下行之验也，功奏十全矣。大凡痰气运动，有从肠间去者，有从经络中散去者，此浊气从足六经行出，一二日可保即消，不必过虑。二三日内足下果出湿气，滂溢①熏蒸，淋漓带袜，肿气全消矣。嗣服养荣健脾丸，半月体气如初。(《两都医案》)

🏵【评议】 明代李梴在《医学入门》中对郁证脉象的总结为："郁脉皆沉，血芤气涩，湿郁缓沉，热乃数极，痰郁滑弦，滑紧因食，郁甚则滞，或结代促。"此案六脉沉滑，为郁为痰，当以舒郁顺气降痰为效，然诸医皆以为虚火不足，未尝缺补，犯"盛盛虚虚"之戒，定当无效。后医予以越鞠二陈汤治之，对证下药，诸症渐退，此乃"辨证求因，审因论治"之大则也。

---

① 滂溢：像大小涌流横溢。

🌺 郁久痰滞案 🌺

鸿胪①吴两泉公，居北通州，延余至其家，时医知名者四五人在座。余按得六脉沉细而滑，手心热而手背寒，乃知其无外感证。余断曰：此无他候，乃郁结久而停滞新，非舒郁化痰，消导利大便，不能瘳也。肯用予言，可一药而愈。吴公闻之喜。即用陈皮、半夏、厚朴、枳实、山楂、山栀、青皮、玄明粉，令速煎服。众谓此伤寒，表未解，敢轻用利药乎？公独信，随命童煎服。服后一夜，至黎明滞痰未下，毫不相应。复入诊，诸医哂之，余有愧色。及诊脉反浮大，身反愈热，不自解何故也？余又细心询问，吴公果因久郁痰滞在内，十日不便矣。则前药不谬，何以至是，正踟蹰②沉思间，吴公内舅潘向余云：先生不必劳神，昨所服药非君药也，乃他医之药耳。对吴舍亲说是先生药，用前剂者，亦是舍亲，效则邀功，不则委责，然舍亲性命为重，不敢终隐，吴公亦知之，遂皆主用余药。随取原剂，余目过煎，服一两时，仍不动，又进琥珀丸一粒，须臾胸腹间有响声，随下秽物半桶，如

---

① 鸿胪：专管朝廷庆贺礼仪和接待的官员。
② 踟蹰（chí chú）：徘徊；心中犹疑，要走不走的样子。

胶如漆，水冲不散，自此大安。倘误作寒症，必至伤生，治疾者可以人命为戏乎？（《两都医案》）

🌀【评议】《两都医案》乃明代医家倪士奇所撰，上、下卷分载的是北京和南京的治案，分为北卷和南卷，故尔又称"南北医案"。倪氏治病，绝不止于"按脉议方，按方治病"，而是"尽翻世医之案"，却违而不犯，和而不同，以其有胆有识，突破习见，知机妙用，疲癃可起，夭死可苏。此案诸家以为伤寒，治疗罔效，"余按得六脉沉细而滑，手心热而手背寒，乃知其无外感证。余断曰：此无他候，乃郁结久而停滞新，非舒郁化痰，消导利大便，不能瘳也。"后确如其言。足见倪氏医术高超，不同凡响。

🌺 解郁顺气治郁案 🌺

经云：人之气血冲和，则万病不生，一有怫郁，诸病生焉。余每遇长安谒选诸高年，为选事稽延，阮途①郁结，脾神不畅，饮食少进，其脉多沉涩结束，余祇以越鞠二陈汤，据脉之虚实加减调之，又以旷达之语解之，不责药资，且劝勿以频繁取药为嫌，持药资为酒需可也。往往襟怀洒畅，不药自愈，亦医中说

---

① 阮途：喻指令人悲哀的末路。

法也。余尝闻褚尚书云：治寡妇僧尼，别得其法，虽无房室之劳，而有忧思之苦，此深达物情之论。(《两都医案》)

⬤【评议】 叶天士认为："郁证全在病者能移情易性。"此案不仅以解郁顺气之越鞠二陈汤，据脉之虚实加减调之，又以旷达之语解之，是从七情角度治疗郁证，有其实际意义。

🔖 本虚标实案 🔖

司农曹公，讳可明，句容人。二公郎，因不第，久有郁病，曹公在南部，时为壬申季冬，忽求假，并召余同至其家，为二公危证也。一到即诊视，按得心脉细小，肺脉滑大，肝脉弦数，脾脉沉涩，胃脉浮滑，肾脉浮而无力，命门三焦浮而数。余曰：据脉平素心肾两虚，久有郁结，近因外感，兼内伤停滞候也。先宜双解，待标证表里俱清，后用养心滋肾调之则愈，翁云：小儿是虚损症，祇宜补养，不宜清解，服人参养心固真之剂尚不能见功，用清解之剂，恐益令体弱。余曰：本虽虚而标实，故先治其标，标症一除，邪火退，梦遗止，夜卧安，而后可言治本耳。诸医以为不然。余恐仓卒诊脉有误，且不敢立方，再诊其脉，再问其证，再望其色，看舌上已生苔，焦黑兼黄，黄属阳明胃经，黑属少阴肾经，是胃中有滞，心火克制肾水，故生苔舌上，安得非外感内伤之并有乎？前医云：舌苔非生者，乃用噙化丸所积成药色也。余曰：非也，如药色舌软，一洗即退，病苔舌硬，洗不能去，此苔已老，煎灯心姜汤，以青夏布蘸水展洗不得去，以指刮之有分许厚，诸公欲信。遂用山栀为君，黄芩、枳实、厚朴为臣，柴胡、赤芍为佐，麦冬、花粉为使，灯心廿根为引。连服二大剂，顿觉心胸爽畅，肚腹宽舒，顷间去结粪升余，是夜睡始安，梦泄止矣。翁喜曰：先生治法神妙，请道其详？余曰：据《内经》之理而言，心肺属阳居上，肝肾属阴居下，脾胃居中州，中焦先因郁结痰滞凝住，又是补药填塞，以致中州之土淤遏，使肾水不能上升，心火不能下降，心肾不交，故有梦遗不寐之候。此梦遗非比平常治法可疗者，今痰滞下后，中焦之气得畅，水火自然既济，阴阳由是两平，故取效如此。公复问脾土何以动而不息？余曰：人之脾属阴，主统血，乃重浊之脏，何能运动。人之四肢属脾土，上下眼胞属脾土，上下口唇属脾土，藉外动而内运也。人之舌乃心之苗，心为君象，原不轻动，所动亦属脾土。又论脾土之运动，因上有心火，下因肾水，无病之人，水升火降，上下往来，转弄脾土，方能运化胃中饮食，变化气血，人能食而不能运者，是水火不能升降，遂致土滞于中耳。公又问曰：何以能食不能运，何以能运不能食？余曰：《经》中所言胃司纳受，脾司运化，脾胃损伤，运纳皆难，譬一付石磨，胃如磨眼，脾如磨齿，四肢如磨肘，磨肘动转则能运化，诸物能下，磨眼塞住，即如胃弱不纳，磨齿平即脾弱不运，磨齿平下物则粗，磨齿利下物则细，人脾之盛衰，消容相同。又因曹公重听，余备书呈览，公阅之称快，二公郎亦快甚。后用四物加坎离丸剂，调之悉安。(《两都医案》)

🌸【评议】　此案诊得心脉细小，肺脉滑大，肝脉弦数，脾脉沉涩，胃脉浮滑，肾脉浮而无力，命门三焦浮而数，曰：据脉平素心肾两虚，久有郁结，近因外感，兼内伤停滞候也。认为此乃本虚标实之症，先宜双解，待标证表里俱清，后用养心滋肾调之则愈，并引用《黄帝内经》之理予以解释，使人心服口服。倪氏熟读医书，精谙医术，于此可见一斑。

🌸 许霞城寒热腹满案 🌸

给谏许霞城，悲郁之余，陡发寒热，腹中满闷。

医者谓外感风而内挟食也。余独以为不然。举之无浮盛之象，按之无坚搏之形，安在其内伤外感乎？不过郁伤中气耳！以补中益气加木香、白蔻，十剂而复其居处之常。(《里中医案》)

🌀【评议】《里中医案》著者为清代名医李中梓，统观其医案，结合其流传至今的医著，其中对于诊断方面的论述，脉诊占了绝对多数的篇幅，绝大多数医案当中均体现出李中梓对于脉诊的重视和对于脉诊的娴熟运用。此案其辨证论治所凭借的依据就是脉诊所得的结果。本案脉"举之无浮盛之象，按之无坚搏之形，安在其内伤外感乎？不过郁伤中气耳！"根据这种判断使用补中益气汤培元补虚调理而愈。

🌸 鞠上囡抑郁谵语案 🌸

鞠上囡，抑郁，蒸热如焚，引饮不休，卧床谵语，户外事如见。医认伤寒，又认鬼祟。余曰：肝脉浮濡，肺脉沉数。夫木性虽浮，肝则藏血藏魂，而隶于下焦，脉当沉长而弦。金性虽沉，肺则主气藏魄，而居乎至高，脉当浮短而涩。肺燥而失其相傅之权，则肝为将军之官，无所畏制，遂飞扬而上越，不能自藏其魂耳。魄强则魂安，今魄弱而魂不肯退藏，乃逐虚阳而放荡，此名离魂。魂既离矣，则出入无时，故户外事皆见皆闻也。当救肺金之燥，使金气足而肝木有制，则魂归矣。用清燥加减，人参、黄芪、麦冬、天冬、五味、当归以润肺养气；芍药、枣仁、栀子、甘草以摄肝归魂；橘红、沉香使九天之阳下降；升麻、柴胡使九天之阴上升。两剂而呓语止，十剂而烦渴皆除，一月而病魔退。（《里中医案》）

●【评议】 李氏善于通过脉诊来判断病人的病情，并以脉诊的所得来推测诊断病人的脏腑阴阳情况，以之作为临床上治疗用药的依据，此案推论病原，指陈治法，言言切实，绝无模糊影响之谈。论颇明透，方亦平稳。

🐝 郁火内伏真热假寒案 🐝

新安吴文邃，眩晕者三载，战栗恶寒，五月而向火。数妾拥居帷帐，屡服姜、桂，千里延余。予谓脉浮之细小，沉而坚搏，是郁火内伏，不得宣越也。用山栀三钱，黄连二钱，黄柏一钱五分，柴胡一钱，甘草五分，生姜五片，乘热呕饮之。移时而恶寒稍减，再剂而辍去火炉，逾月而起。更以六味丸、知、柏，用人参汤送下，两月全安。余知此病者，虽恶寒而喜

饮热汤,虽脉细而按之搏指,灼然为内真热而外假寒,热极反兼胜己之化。以凉药热饮者,内真寒而外假热之剂也。(《里中医案》)

◉【评议】《慎斋遗书》尝谓:"见病医病,医家大忌。病有标本,多有本病不现而标病见者,有标本相反不相符者,若见一证即医一证,必然有失,唯见一证,而能求其证之所以然,则本可识矣。"观本案患者恶寒为主,他医皆以寒医,而中梓言其为热,何者?曰:"所以知文邃病者,虽恶寒而喜饮热汤,虽脉细而按之搏指,灼然为内真热而外假寒,热极反兼胜己之化。"若非学验俱丰,断难有此作为。李氏善诊善治,精于脉法,跃然纸上。

◈ 郁怒小便不通治验案 ◈

先兄念山,谪官浙江按察,郁怒之余,又当炎暑,小便不通,气高而喘。以自知医,频服胃苓汤不效。余曰,六脉且大且结,乃气滞也。但以盐炒枳壳八钱,木通三钱,生姜五大片,急火煎服。一剂遂通,四剂霍然矣。(《脉诀汇辨》)

◉【评议】《脉诀汇辨》著者李延昰,成书背景乃作者鉴于高阳生《脉诀》言词鄙俚,谬误颇多,遂汇

集古今有关脉学论著，并结合其叔父李中梓所传脉学
予以辨析订正。李中梓博才多学，精通脉法，李延昰
得其指授，业医甚精，于脉理之研究尤深，故以自己
临证所得，合其叔父之旨，参诸家之说，又以《黄帝
内经》《难经》之至理，撰成此书，书中所载医案皆
为李中梓临证心得，对学者医者皆有所裨益。此乃李
中梓治疗郁怒致小便不通验案，李氏有曰："或有气
滞，不能通调水道，下输膀胱者，顺气为急，枳实、
木通、橘红之类。"与本例正合。又《灵枢·经脉》
篇指出"肝足厥阴之脉……是主肝所生病者……遗尿
癃闭。"从经脉走向来看，肝经绕阴器，抵少腹，气
机顺畅，气化功能才能正常。气机郁滞则膀胱气化不
利，故而小便不通，以顺理气机为急。临床中若肝气
郁滞，症状严重者，可加六磨汤以增加其疏肝理气
作用。

逍遥散治木郁土衰案

恶寒发热，倦怠懒言，神气怯弱，两脉虚弦。此
甲木内郁，生气不荣，阳明受病也。盖甲木乃少阳初
生之气，勾萌①始坼，其体柔脆，一有怫郁，即萎软

---

① 勾萌：草木芽苗。曲者为勾，直者为萌。

遏抑，而不能上升，则下克脾土亦病矣。二脏受病，枢机不利，虚邪从之，入与阴争则寒，顷之既出，而与阳争则热。倦怠者，乃胃病而约束之机关不利也；神怯者，乃本病而心藏之神明失养也；是皆木郁土衰之故。木气既郁，惟和风可以达之，阴雨可以滋之，逍遥散。

柴胡　当归_{酒炒}　白芍_{酒炒}　茯苓　炙草　白术_{土炒}加煨姜、薄荷（《马氏医案并附祁案王案》）

❀【评议】《慎斋遗书》曰："郁证，乃地气不升，天气不降，致浊气上行而清阳反下陷也。宜保肺以行下降之令，固肾以助生胃之机，疏肝以转少阳之枢，则天地位而中焦平矣。应用逍遥散以达之。"此案即为郁证，木气既郁，唯和风可以达之，阴雨可以滋之，逍遥散是也，其效必显。

🌿 郁怒致神昏谵语案 🌿

场屋①不遂，郁郁而归，神识不清，胸满谵语，上不得入，下不得出，脉虚涩兼结。此因郁气所伤，肺金清肃之气，不能下行，而反上壅，由是木寡于畏，水绝其源，邪火为之内扰，津液为之干枯，胸中

———————————

① 场屋：科举考试的地方，又称科场。

满结者，气不得下也。神昏谵语者，火乱于上也，上不得入，下不得出，气化不清，而显天地否塞之象也。法宜舒通肺气，使清肃下行，则邪火不扰，而胸满自愈矣。

紫菀　干葛　枳壳　桔梗　杏仁　苏子（《马氏医案并附祁案王案》）

🏵【评议】　场屋不遂即科举不第，故而情志抑郁导致神识不清，胸满谵语，据其文意，当还有心中烦闷，噎阻不舒，食入脘痛，腹胀便秘等症。《素问·六元正纪大论》篇曰："木郁达之，火郁发之，土郁夺之，金郁泄之，水郁折之。"本案病机为情志不遂，肝气郁结，气壅于胸，火扰于上。虽上不得入，下不得出，但脉证合参显非虚证，对证下药定当腑通浊泄。故当清泄太阴之气满，透发阳明之火郁，以紫菀宣太阴清气化，干葛透阳明以散火邪，枳壳、桔梗散胸中之结，杏仁、苏子导胸中之痰，诸症自已。

🌺 调理气血治劳郁案 🌺

久病形神日消，脉象坚大，是谓脉无胃气矣。曾诊于上年夏季，便泄腹痛食减，舒肝健脾疏补，春进安胃丸，总无效验。此生气不至，当女子天癸将通之岁，经脉气机怫郁，久逆热聚，渐为枯涸之象，最足虑也。议用汪石山劳郁治法。

川芎　归身　白芍　熟地　青蒿　胡黄连　楂炭香附（《马氏医案并附祁案王案》）

❀【评议】　喜怒情志失节与饮食劳倦一样可以导致虚劳，甚至是更为重要的病因。诚如宋代杨士瀛《仁斋直指方论》所云："蒙庄有言，精太用则竭，神太劳则惫，借是可以论病矣。夫人所以根本此性命者，气与血也。若男若女，气血均有，独不能保而有之，终日役役，神倦力疲，饥饱越常，喜怒失节，形寒饮冷，纵欲恣情，遂使五脏气血俱虚，此五劳之所从始也，六极七伤类焉。"明代汪绮石《理虚元鉴》认为七情所伤乃虚劳主要的后天性原因之一："因后天者，不外酒色、劳倦、七情、饮食所伤。或色欲伤肾而肾不强固，或劳神伤心而心神耗惫，或郁怒伤肝而肝弱不复调和，或忧愁伤肺而肺弱不复肃清，或思虑伤脾而脾弱不复健运。"本案久病形神日消，仿汪石山血虚有热之治，以地、芍养五脏之阴，芎、归调营中之气，阴阳调和而血自生耳；青蒿、胡黄连去心热、厚肠胃；楂炭、香附健脾胃，解诸郁。此处青蒿一味，汪氏《本草备要》有云："青蒿，泻热，补劳……凡苦寒之药，多伤胃气。惟青蒿芬香入脾，独宜于血虚有热之人，以其不犯胃气也。"值得效仿。

肝郁克脾绝谷浮肿案

一老妪，病后失调，不思食，因而绝谷者月余，下部浮肿，切其右脉浮而迟，左脉沉而有力，此肝郁克脾也。为之定方：肉桂、白芍、藿香、青皮、半夏、白术、干姜、陈皮、甘草、米仁、茯苓、当归，服二帖，浮肿退，胃口开，仍用前方去藿香加人参，又二帖，而口苦，微发寒热，病者心慌，余慰之曰：发寒热，病将退矣。再立方：柴胡、升麻、半夏、人参、白术、茯苓、甘草、当归、肉桂、干姜、白芍、黄芩，少阳诸症悉愈，而脉渐虚微，余知其病退矣，于前方去黄芩、半夏、肉桂，加附子、陈皮、黄芪。四剂而霍然。凡木郁之症，服药后身发寒热者，此木气上升也，故知其病将愈。(《东皋草堂医案》)

【评议】《东皋草堂医案》著者王式钰，清代医家，在诊断方面特别重视脉诊，180则医案中记录脉诊的超过100首，除脉证合参进行诊断外，亦多有以脉断其病机者。本案病后绝谷，下部浮肿，右脉浮而迟，左脉沉而有力，王氏脉证合参，考虑肝郁克脾，三次立方后，诊得脉渐虚微，则可知病退矣，原方加减化裁而收效，非老成谙练之手，断难为之。案中谓"凡木郁之症，服药后身发寒热者，此木气上升也，故知其病将愈"。诚当阅历有得之见，值得参考。

❧ 痰气交阻治案 ❧

中年脘闷，多嗳多咳，此气郁不解也。纳谷已减，未可破泄耗气，宜从胸痹例，微通上焦之阳。

薤白　瓜蒌　半夏　桂枝　茯苓　姜汁

诒按：方法轻灵。（《（评选）静香楼医案》）

❀【评议】　病由气郁不解，痰气交阻致肺胃不通降而发，清代医家柳宝诒评价此案方法轻灵，据症而推，或可再加枇杷叶、竹茹、旋覆花等祛痰降逆之品。

❧ 肝郁寒热无期案 ❧

寒热无期，中脘少腹遽痛，此肝脏之郁也，郁极则发为寒热；头不痛，非外感也。以加味逍遥散主之。

加味逍遥散

诒按：此木郁达之之法。（《（评选）静香楼医案》）

💮【评议】 肝郁寒热无期，方用加味逍遥散，此亦为治肝郁祖方，认证既确，投剂必效，诚属对证之治。

🌸 厥阴阳明同治案 🌸

病从少阳，郁入厥阴，复从厥阴，逆攻阳明，寒热往来，色青，颠顶及少腹痛，此其候也。泄厥阴之实，顾阳明之虚，此其治也。

人参　柴胡　川连　陈皮　半夏　黄芩　吴萸
茯苓　甘草

诒按：此从左金、逍遥化裁而出。若再合金铃子散，似更周到。
(《(评选) 静香楼医案》)

💮【评议】 本案症见寒热往来，色青，颠顶及少腹痛，细考案方，可有恶心、吞酸、呕吐之症。推论病源，思路曲折，立方亦有精义。以小柴胡去姜、枣治少阳，左金泄厥阴，二陈和阳明，堪称理、法、方、药一致。

🌸 情志不遂致血郁案 🌸

此血郁也，得之情志，其来有渐，其去亦不

易也。

旋覆花　薤白　郁金　桃仁　代赭石　红花

诒按：此必因血郁，而络气不通，有胸膈板痛等见证，故立方如此。(《(评选) 静香楼医案》)

❀【评议】　本案叙症简略，柳宝诒按语，补充极是。据其用药，似伴有噫嗳症状。情志之病，其来有渐，其去不易，证诸临床，确是经验之谈。

❀ 逍遥散治二例郁损案 ❀

脉上出鱼际，此情怀失旷，郁而成热，少火化为壮火，久咳食减，形瘦已是损象，议用逍遥散，养心脾营血，舒肝胆郁结主治。

当归　白芍　茯苓　甘草　丹皮　柴胡　钩藤
广皮　大枣 (《马氏医案并附祁案王案》)

劳郁交伤，营卫不和，胸中满痛，时有寒热。与六淫外感不同。治宜和养气血。

逍遥散

诒按：再增枳、朴等宽中之品，则更周到矣。(《(评选) 静香楼医案》)

❀【评议】　逍遥散载于《太平惠民和剂局方》，功能疏肝解郁，健脾养血，主治肝郁血虚，两胁作痛，头痛目眩，口燥咽干，神疲食少，往来寒热，月经不调，乳房胀痛，脉弦而虚者。本方配伍十分周密，颇与《黄帝内经》"肝苦急，急食甘以缓之"，"脾欲缓，急食甘以缓之"，"肝欲散，急食辛以散之"的古训相合，故为调和肝脾的常用方剂。案一肝气郁结，血虚脾弱；案二劳郁交伤，营卫不和皆用本方，效验可期。案中"脉上出鱼际，此情怀失旷，郁而成热"句，可供临床验证和参考。

厥阴郁滞病久入太阴案

胁下素有痞气，时时冲逆，今见中满，气攻作痛，吞酸呕吐，能俯而不能仰。此厥阴郁滞之气，侵入太阴之分，得之多怒且善郁也。病久气弱，不任攻达；而病气久郁，亦难补养为掣肘耳。姑以平调肝胃之剂和之，痛定食进，方许万全。

半夏　广皮　川楝子　橘核　茯苓　青皮　炙甘草　木瓜（《（评选）静香楼医案》）

◉【评议】　本案厥阴郁滞之气，侵入太阴之分，得之多怒且善郁，洵为肝气犯胃之证。清代医家柳宝诒曾对此案做过评价，曰："审察病机，至为精细，立方亦周到熨帖。"

郁久伏热案

一妇人怀抱郁结，不时心腹作痛，年余不愈，诸药不应，余用归脾加炒山栀而愈。

疏曰：怀抱郁结而胸腹作痛，先生原主归脾，即所谓心脾疼痛治法也。况年余不愈，而诸药不应者，其服香燥理气之药多矣。脾肝亏损不言，可知此归脾所必用也。然痛久必有伏火，故加炒山栀以清之。其加归脾者，以柴胡、山栀同用，是清散肝经之火。郁结于心脾者，此柴胡一升，山栀一降，而肝火之郁结，斯清散矣。兹案独用山栀者，岂以独在脾经而非肝经所来故耶。然余谓即用柴胡亦未始不可，盖诸痛皆属于肝，而怀抱郁结者，其肝气必与之同郁也。（《薛案辨疏》）

● 【评议】 本案疏语，对其病因、病机和治法，做了详细分析，颇有启发。文中"盖诸痛皆属于肝，而怀抱郁结者，其肝气必与之同郁也"，对临床更有参考价值，未可草草读过。临床如遇郁滞伏热而口苦、苔黄，当疏肝清泄，可用芩、连、栀子、龙胆草之属，切记治郁不可拘泥于疏郁行气一法，当谨守病机，随证治之。

妇人素郁吐痰如胶案

一妇人素郁结，胸膈不宽，吐痰如胶，用加味归脾汤乃瘥。

疏曰：吐痰如胶，世皆为之火痰、老痰、顽痰，虽或有知其虚者，亦必先用清消之品而后补之。不知多成于素郁结之人，为郁火熏烁其津液所致也。夫郁结者，其心脾之伤也，可知虽吐痰如胶，只补其心脾而已。清消之品，吾知其不胜任矣，故用归脾汤以补之。然郁结者，必有郁火，况吐痰如胶，其火必盛，故用加味归脾汤兼解其郁结也。（《薛案辨疏》）

❀【评议】《仁斋直指方》云："气结则生痰，痰盛则气愈结"，痰与郁的关系密切，相互交杂，互为因果，故素郁妇人可见如胶之痰。张景岳曰："痰即人身之津液，无非水谷之所化，此痰亦既化之物，而非不化之属也。但化得其证，则形体强，荣卫充，而痰涎本皆血气，若化失其正，则脏腑病、津液败，而血气皆痰涎。"疏曰"郁结者，其心脾之伤也，可知虽吐痰如胶，只补其心脾而已"，这与《黄帝内经》"二阳之病发心脾"的论点，一脉相承。

🌸 痰郁胸膈不利案 🌸

一妇人不得于姑，患胸膈不利，饮食无味，此脾肺俱伤，痰郁于中，先用归脾汤加山栀、抚芎、贝母、桔梗，诸症渐愈。后以六君加芎、归、桔梗，间服全愈。

疏曰：此案云患咳者，干咳而无痰也。丹溪云：咳而无痰者，此系火郁之症。乃痰郁火邪在中，用桔梗以开之，下用补阴降火，不已则成劳。此为不得志者有之。今此案云：不得于姑，岂非不得志者乎？以丹溪法论，治当先用开提之品，继用补阴降火之药，参、芪、术等似未可用，而先生先用归脾加味者，诚可见其脾肺俱伤也。夫归脾治郁结伤心脾之方，未尝言及于肺，然郁结既能伤心脾，何不能伤脾肺？归脾既能治心脾，何不能治脾肺耶？且其所以加山栀、抚芎、贝母、桔梗者，山栀即寓降火之意，抚芎即寓散郁之意，贝母即寓清痰之意，桔梗即寓开提之意，标本兼治法也。后以六君加芎、归，亦气血两补而兼消痰之剂，更加桔梗，仍不忘开提意耳。独始终不用补阴之品，是先生之独见也。予曾治一妇人，患干咳嗽而兼泄泻。先用异功散而泄泻，继用逍遥散而干咳痊。一医用滋阴之品，内熟地五钱，一剂而两症俱剧，泻剧则咳亦剧。余仍用前药不应，乃以异功散内白术三钱，陈皮易橘红，加苏梗一钱，桔梗二钱，两剂而愈，四剂而痊。是知此症多不利于补阴降火也。盖不得志而至于郁结者，其气多陷，补阴降火则其气更陷矣，宜增其剧也。然此是治脾肺气虚所致者，然而若因阴虚火燥及血虚火郁所致者，则补阴降火之法仍不可废。《原病式》曰：瘦者腠理疏通而多汗泄，血液衰少，而为燥热，故多劳嗽之疾也。又《医贯》曰：有一等干咳嗽者，极难治，此系火郁之症，乃痰郁其火邪在中，用逍遥散以开之下，用补阴之剂，此阴血虚而火郁治法也。(《薛案辨疏》)

●【评议】 本案之疏语，分析入微入细，对郁证的辨治多有发挥，值得细玩。

怀抱郁结内伤阴血案

一儒者怀抱郁结，复因场屋不遂，发热作渴，胸膈不利，饮食少思，服清热化痰行气等剂，前症更甚，肢体怠惰，心脾两脉涩滞，此郁结伤脾之变症也。遂以加味归脾汤治之，饮食渐进，诸症渐退。但大便尚涩，两颧赤色，此肝肾虚火内伤阴血，用八珍汤加肉苁蓉、麦冬、五味至三十余剂，大便自润。

疏曰：此案以如是之症，如是之脉，而论其为心脾郁结，气血两伤之症，用加味归脾治之无容疑矣。独诸症渐退后，大便尚涩，两颧赤色，诚属肝肾虚火，似用六味丸为当。而又曰内伤阴血，投八珍汤者，岂以脉涩终属血少而非水亏乎？六味丸但能补水而不能补血乎？要当知涩脉之不可用泥滞之药，血虚之宜兼用补气之方也。（《薛案辨疏》）

【评议】 原案甚简，疏语甚详。尤其是对六味丸与八珍汤的分析，所言甚是！

恹郁内损咳嗽心热案

吴氏　气塞失血，咳嗽心热，至暮寒热，不思纳谷，此恹郁内损，二阳病发心脾，若不情怀开爽，服药无益。

阿胶　麦冬　茯神　白芍　北沙参　女贞子
（《临证指南医案》）

【评议】 郁证的概念有广义和狭义之分，广义之郁，如华岫云所述："六气著人，皆能郁而致病。"亦如张景岳所云："凡气血一有不调而致病者，皆得谓之郁。"狭义之郁，即是情志因素导致的疾病。由此可见，精神致病因素历来都被医家重视，而叶氏治郁更是十分强调"移情易性",移情是指转移情感、情趣、爱好、思维等内容;易性是指改变自己的性格,亦即力戒忧郁愤怒,应该开朗、乐观、达观,务宜怡悦开怀。要达到这一目的,需要医生、患者、家人等多方配合,以及药物、精神、起居等综合措施,否则情怀不开,服药无益,所谓"心病需要心药疗","若不山林静养,日药不能却病"是也,值得学习与重视。

辨体辨证结合施治案

张二九 脉小弱,是阳虚体质,由郁勃内动少阳木火,木犯太阴脾土,遂致寝食不适,法当补土泄木。

人参一钱半 白术一钱半 半夏一钱 茯苓二钱 甘草五分 广皮一钱 丹皮三钱 桑叶一钱 姜一钱 枣二钱(《临证指南医案》)

❀【评议】《诊家索隐》谓:"当必问其平素之脉若何,庶几无误。良以人生斯世,体质不齐,性情个别,脏腑有柔脆,经络有厚薄,不可一例求也。"说明脉象是辨别体质重要指标之一。本例叶氏根据其脉小弱,判断其为阳虚体质,复因郁勃内动少阳木火,木犯太阴脾土，致寝食不适，故以补土泄木为法，体病同治，诚为合理。

🏵 心下痞结案 🏵

胡四六 悲泣，乃情怀内起之病，病生于郁，形象渐大，按之坚硬，正在心下，用苦辛泄降，先从气结治。

川连　干姜　半夏　姜汁　茯苓　连皮瓜蒌（《临证指南医案》）

🏵【评议】 苦能泄，辛能散能行，合而用之，升降枢机，调和寒热，推陈致新。故方用小陷胸汤加味苦辛泄降可使一身气机流动，用治郁证引起之心下痞结颇为适宜。

🏵 逍遥散治四例郁证案 🏵

某　气郁不舒，木不条达，暖则少宽。

逍遥散去白术加香附。（《临证指南医案》）

某　肝郁成热。

加味逍遥去白术加郁金。（《临证指南医案》）

沈四三　脉虚涩，情怀失畅，肝脾气血多郁，半

载不愈，难任峻剂，议以局方逍遥散，兼服补中益气，莫以中宫虚塞为泥。(《临证指南医案》)

中虚阳郁，胸膈不舒，饮食不快，拟逍遥散，疏肝和脾，使甲胆清阳上达，生化气行，病可痊愈。

人参　柴胡　茯苓　归身　炙黑甘草　焦术　广皮　丹皮　炒白芍(《叶氏医案存真》)

【评议】《素问·六元正纪大论》言五郁之发，乃因五运之气有太过不及，遂有胜复之变。由此观之，天地且有郁，而况于人乎？上述病案，均因郁而得病，叶氏皆用逍遥散加减治之。盖逍遥散出《太平惠民和剂局方》，方由柴胡、当归、白芍药、白术、茯苓、炙甘草、煨姜、薄荷组成。功能疏肝解郁，健脾养血。善治肝郁脾虚之证。以上4例尽管症状有所不同，叶氏均用逍遥散加减主之，诚得治法之要。

越鞠丸治郁案

戴氏　隐情曲意不伸，是为心疾，此草木攻病，难以见长，乃七情之郁损，以丹溪越鞠方法。

香附　川芎　小川连　茯苓　半夏　橘红　炒楂肉

神曲浆丸。(《临证指南医案》)

龙五六　久郁气血不行，升降皆钝，外凉内热，骨节沉痛，肌肿腹膨，肤腠无汗，用药务在宣通，五郁六郁大旨。

香附汁　白蒺藜　钩藤　丹皮　山栀　抚芎　泽兰　姜黄　神曲（《临证指南医案》）

肝郁扰中，阳明不宣，妨食䐜胀，苦辛泄降为主。

香附　川芎　半夏　橘红　黑栀　白芍　茯苓　麦芽（《未刻本叶天士医案》）

❀【评议】　肝主疏泄，性喜条达，情志所伤，则肝气郁结，疏泄失常，升降之机不畅。叶氏认为"七情之郁损"能引起脏腑气机不调，变生诸证，尤以心脾肝胆为多见。在叶案中不乏应用越鞠丸治疗郁证的病案，足见越鞠丸是传世名方，对当今焦虑症、抑郁症等亦有良好效果。

❀ 温清并用治郁案 ❀

某　恼怒肝郁，思虑脾伤，面黄脉涩，寤不成寐，宗薛氏法治之。

人参　黄芪　熟於术　茯神　枣仁　桂圆肉　当归　炙草　黑山栀　丹皮　远志（《临证指南医案》）

【评议】 此乃肝郁化火，伤及脾胃。脾胃气血生化无权，故心失所养，头面失荣，夜寐不佳，由是而作。《素问·脏气法时论》篇言："脾欲缓，急食甘以缓之。"《金匮要略·脏腑经络先后病脉证第一》亦有"见肝之病，知肝传脾，当先实脾"之论，叶氏选用加味归脾汤补益气血，养心安神，并配以山栀、丹皮清泄肝火，温清并用，处方法度合理，值得效法。

肝郁风火升扰案

朱三二　因抑郁悲泣，致肝阳内动，阳气变化火风，有形有声，贯膈冲咽，自觉冷者，非真寒也，《内经》以五志过极皆火，但非六气外来，芩连之属，不能制伏，固当柔缓以濡之，合乎肝为刚脏，济之以柔，亦和法也。

生地　天冬　阿胶　茯神　川斛　牡蛎　小麦
人中白

熬膏。(《临证指南医案》)

赵四四　郁勃日久，五志气火上升，胃气逆则脘闷不饥，肝阳上僭，风火凌窍，必旋晕咽痹，自觉冷者，非真寒也，皆气痹不通之象，病能篇以诸禁鼓栗属火，丹溪谓上升之气，从肝胆相火，非无据矣。

生地　阿胶　玄参　丹参　川斛　黑稆豆皮

（《临证指南医案》）

●【评议】　肝为刚脏，非柔润不能和。上两案皆郁勃日久，五志化火，肝阴损伤，以致风阳上僭而变生诸症。处方用药以柔克刚，壮水制火，镇潜风阳，为后世治疗此等证树立了典范，影响深远。

胆脾气郁血阻案

朱氏　脉弦右大，乳房刺痛，经阻半年，若遇劳怒，腹痛逆气上冲，此邪郁既久，少火化为壮火，气钝不循，胞脉遂痹，治以泄少阳补太阴，气血流利，郁热可解。

人参　柴胡　当归　白术　丹皮　甘草　茯苓

（《临证指南医案》）

●【评议】　此案邪郁日久，郁而化火，出现乳房刺痛，腹痛闭经等症状，治以补土泄木，使气血流利，郁热得解。叶氏常根据柴胡的升提和疏泄肝胆作用对脾虚中气不升，或肝郁伤脾，或肝木侵犯脾土等辨证组方。本案因乳房属少阳脉络循行之所，基于柴胡入肝胆经络之理论，更有引药入经之义。

🌱 木火上升肺不肃降案 🌱

朱　情怀悒郁，五志热蒸，痰聚阻气，脘中窄隘不舒，胀及背部，上焦清阳欲结，治肺以展气化，务宜怡悦开怀，莫令郁痹绵延。

鲜枇杷叶　杏仁　瓜蒌皮　郁金　半夏　茯苓姜汁　竹沥（《临证指南医案》）

🌼【评议】　本案由于肝郁脾困，聚湿生痰，痰气郁结上逆，交阻于胸膈，而木火上升，肺不肃降，故脘闷不舒，胀及胸背，叶氏以半夏、茯苓、姜汁化痰散结，枇杷叶、杏仁、瓜蒌皮、竹沥清肺化痰，郁金理气开郁，并配合精神疗法，帮助患者排除忧虑，使之怡悦开怀，冀收事半功倍之效。

🌱 麦门冬汤治郁伤胃阴案 🌱

王三十　痰多咽痛，频遭家难，郁伤，心中空洞，呛逆不已，议与胃药。

金匮麦门冬汤。（《临证指南医案》）

🌼【评议】　金匮麦门冬汤原治"火逆上气，咽喉不利"的虚热肺痿，叶氏借其甘凉濡润之性以疗郁伤胃阴，可谓别出心裁。方中重用麦冬甘凉微苦，配合人参甘平微苦，大枣甘温，甘草、粳米甘平，滋阴益气，以复肺胃津液。肺胃阴虚，虚火上炎，迫使气逆于上，又进一步炼液为痰，故佐半夏降逆下气，利咽化痰。全方以甘凉濡润为主，化痰降逆为辅，主次有序，润燥互用，实开甘凉养阴法的先河。

🌸 养肝阴方治案 🌸

王女　阴虚，齿衄肠血，未出阁[1]，郁热为多，与养肝阴方。

生地　天冬　阿胶　女贞子　旱莲草　白芍　茯神　乌骨鸡（《临证指南医案》）

🔘 **【评议】**　此案辨证属郁热伤肝，阴虚火旺。叶氏选择苦甘而寒的生地、天冬，既能清泄郁热，又可入营分、血分凉血养阴；茯神甘平宁心；阿胶、乌骨鸡味甘，又为血肉有情之品以养阴精；合女贞子、墨旱莲滋养肝肾之阴，补而不燥；白芍酸而微寒，柔肝养阴。

🌸 郁热伤阴二例治案 🌸

张六六　情志连遭郁勃，脏阴中热内蒸，舌绛赤

---

[1]　出阁：出嫁。

糜干燥，心动悸，若饥，食不加餐，内伤情怀起病，务以宽怀解释，热在至阴，咸补苦泄，是为医药。

鸡子黄　清阿胶　生地　知母　川连　黄柏
(《临证指南医案》)

许　厥阴少阴，脏液干涸，阳升结痹于喉舌，皆心境失畅所致，药无效者，病由情怀中来，草木凉药，仅能治六气外来之偏耳。

熟地　女贞　天冬　霍山石斛　柏子仁　茯神
(《临证指南医案》)

【评议】　此两案均为郁热伤阴，虚火上炎之证。例1取黄连阿胶汤合知柏地黄汤意以滋养心肾，并泻君相之火；例2重在滋补肝肾，养心安神。选用精当，值得效仿。

郁滞误投止塞案

杨　惊惶忿怒，都主肝阳上冒，血沸气滞，瘀浊宜宣通以就下，因误投止塞，旧瘀不清，新血又瘀络中，匝月屡屡反复，究竟肝胆气血皆郁，仍宜条达宣扬，漏疡在肛，得体中稍健设法。

旋覆花　新绛　青葱管　炒桃仁　柏子仁(《临证指南医案》)

● 【评议】 此证属肝郁气滞，病久入络，浊瘀不通，误投止塞，旧瘀不清，新血又瘀络中，以致病情屡屡反复。叶氏择用旋覆花汤加味，共奏辛散调达，宣畅气机，祛瘀生新之功。方中新绛已难寻得，多用茜草代替。

🎀 思郁致病二例调治案 🎀

单七岁 为母丧悲泣，淹淹不食，面黄唇淡，情志不适，生阳郁窒。《内经》谓思为心疾，郁必伤脾。病属无形，非伤食恶食之比。稚年调理后天脾胃为要，佐以开益心气。

人参　茯苓　炙甘草　淮小麦　益智仁　石菖蒲
(《种福堂公选医案》)

张氏 据说丧子悲哀，是情志中起，因郁成劳，知饥不能食，内珠忽陷忽胀，两胁忽若刀刺，经先期，色变瘀紫，半年来医药无效者，情怀不得解释，草木无能为矣。

人参　当归　生白芍　炙草　肉桂　炒杞子　茯苓　南枣 (《临证指南医案》)

● 【评议】 此两案均属亲人离世，哀思过度所致郁证。《黄帝内经》曰："思则气结"。叶天士谓"郁证全在病者能够移情易性"，使情志所需得到满足，气机调畅，则郁结得开。又程原仲云："因思治此等病，劳力非难，而劳心为难。劳心者，又惟以郁郁不得志为更难。凡有疾病以开郁养心为第一义。"此等名句，实为医者南针。

肝胆实火郁证案

郑氏　巅胀神迷，经脉抽痛，胀闷不欲纳食，一月经期四至，此郁伤气血成病。

龙荟丸二钱五分，三服。(《临证指南医案》)

【评议】　以方测证，本例当属郁伤气血，肝胆火旺之证。盖当归龙荟丸始载金元四大家之一刘守真《宣明论方》，方由当归、龙胆草、栀子、黄连、黄柏、黄芩、大黄、芦荟、青黛、木香、麝香十一味药组成。其中龙胆草、芦荟、青黛入肝经，清泻肝火为君；佐以黄连、黄芩、黄柏直折火势，栀子入三焦经，以清三焦之火，大黄通腑泄热，以起釜底抽薪之效；配用当归补血和血以柔肝木，木香、麝香善于行气，以助诸药之力。功在清泻肝胆实火。清代《医宗金鉴》对本方的主治病证，更明确地指出："凡属肝经实火，皆宜服之。"时至今日，仍不失为清泻肝胆实热之常用方剂。

先补后攻治郁证案

罗太监治一病僧，黄瘦倦怠。询其病，曰：乃蜀人，出家时其母在堂，及游浙右，经七年。忽一日，念母之心不可遏，欲归无腰缠①，徒尔朝夕西望而泣，以是得病。时僧二十五岁，罗令其隔壁泊宿，每以牛肉猪肚甘肥等煮糜烂与之（太监替和尚开荤），凡经半月余，且慰谕之。且又曰：我与钞十锭作路费，我不望报，但欲救汝之死命耳。察其形稍苏，与桃仁承气汤，一日三帖，下之皆是血块痰积。次日与熟干菜稀粥，将息又半月，其人遂愈。又半月，与钞十锭遂行。(《格致余论》)(《续名医类案》)

【评议】 此案病起于忧郁多愁，思则脾气郁结，气机阻滞，运化失司，久而气血虚弱，故黄瘦倦怠。时值二十五岁，虚实兼夹显然可见。因而先以饮食调补，复以言语宽慰，舒其气机，终以桃仁承气汤攻其血块痰积，其人遂愈。此先补后攻之妙法也。

郁火之症同病异治案

黄履素曰：予少年患郁火之症，面时赤而热，手

_____
① 腰缠：即盘缠。路费。

54

足不温，复觉咽干口燥，体中微黄，夜更甚。就医吴门，粗工投以黄连、黄芩、黄柏等药。服方二剂，忽觉手足甚冷，渐渐过腕过膝，鼻间突出冷气，神魂如从高桥坠下深溪，阴阴①不能自止，几登鬼录。延名医张涟水治之，张云：症虽误服寒药，又不可骤以热药激之，但服八珍汤加姜及天麻，久当自愈。如法调之，虽渐安而元气则大减矣。后简方书有云：郁不可折以寒剂，误治必致死，然则予之不死者幸也。夫记之以为戒鉴。

潘埙曰：予禀气素偏于火，晚年多难，怀抱郁郁，因而肝气不平，上冲心肺，水火不能既济，殊无应病之药，乃自制一方，名曰兼制丸。以柴胡、龙胆、青皮各五钱平肝，归身一两养肝，生地一两，生甘草五钱，黄柏一两，知母五钱补北方，苍术八钱燥湿，芩、连各六钱清心肺，桂心二钱引经，加白术、防己、陈皮、茯苓蜜丸。每服八十丸，常服有效。（《续名医类案》）

🌀【评议】 本例魏之琇原按曰："合黄、潘二说观，皆郁火之症也。一则服苦寒几毙，一则服苦寒有效。要之，人之禀赋各殊，阴阳亦异，临症者不宜执

---

① 阴阴：幽暗貌。

着也。"人体由于体质不同，即使罹患同一种病，其发病和病情转归各有不同，治法亦有差别，这就是中医体质学说中的"体病相关"的观点。

🎐 单方治郁火案 🎐

龚子才治何进士夫人，患经行胃口作痛，憎寒发热。一医以四物汤加官桂、香附，服之即吐血而痛愈甚。诊之，六脉洪数，乃郁火也，以山栀二两，姜汁炒黑色，服之立愈。(《续名医类案》)

🔸【评议】　此案前医误治，其病愈甚。龚子才诊"六脉洪数"，乃内有实热之脉象，投以山栀炒黑，立愈。《本草备要》有云："栀子，苦、寒，轻飘象肺，色赤入心，泻心、肺、三焦之火。泻心肺之邪热，使之屈曲下行，从小便出，而三焦之郁火以解。热厥、心痛以平，吐衄、血淋、血痢之病以息……""生用泻火，炒黑止血。姜汁炒止呕，内热用仁，表热用皮。"《本草经疏》曰："栀子味苦寒下行，泻一切有余之火，世人又以治诸血症……火降则血自归经，不求其止而止矣"；又如《本草衍义补遗》："……治血病炒黑用。"由此可见，此处用山栀一味治疗郁火而致吐血可谓证法合拍，药简效宏。

情郁致脱营失精治案

冯楚瞻治一壮年，作宦失意退居，抑郁成疾，即《经》所谓常贵后贱，名曰脱营，常富后贫，名曰失精。其后气血日消，神不外扬，六脉弦细而涩，饮食入胃尽化为痰，必咳吐尽出乃能卧，津液内耗，肌表外疏，所以恶寒而瘦削。以人参保元固中为君；黄芪助表达卫为臣；当归和养气血，白术助脾胜湿，麦冬保护肺中之气，五味收敛耗散之金，炙甘草和药性而补脾，并以为佐；桂枝辛甘之性，能调荣卫而温肌达表，麻黄轻扬力猛，率领群药，遍彻皮毛，驱逐阴凝之伏痰，化作阳和之津液，并以为使。但恐麻、桂辛烈，有耗荣阴，入白芍和肝，以抑二药之性，更加白术以固中，姜、枣以助脾生津。二三剂，脉气渐充有神，痰涎咳吐俱愈。继以十补丸及归脾养荣加减全愈。（《续名医类案》）

论王玉溪脱营失精　王玉溪先生，莅任之初，适报海寇滋扰，缉究为艰，复值饥馑凶岁，亟筹赈救，数载以来，辛苦百倍，突增太翁之变，惊忧备集，因而成病。语言慌惚，步履欹斜，颇似癫狂。春杪至家，其病益甚，走书托治于余。因见人事瞀乱，两目左右顾盼，有时发怒乱走胡言，然禁之即止，是不明中尚有明机也。且时以手按摩心胸，可知膻中之地，必有郁结怔忡之苦。诊脉浮大而软，夫浮软为虚，大则病进。仆合脉审症，知先生病从七情忧劳中来也，订归脾汤加龙齿、五味。其戚友知医者多，悉皆诧异，且谓此癫狂之病，城中诸医悉称痰火闭窍，已服竹沥、铁落，火且不衰，若投人参、芪、术，则不可救。予复详为辨曰：狂之为病，阳郁太过，挟胆胃两阳之火上炎，故越人称为重阳，发之甚，则水火不避，笑骂声强，登高逾墙，迅速非常，其脉来或弦劲有力，或鼓激冲指，故有唇焦齿燥，胃实不便诸症，是以有铁落、石膏之治，乃制胆清胃，重而抑之使下也。此则不然，其有时发狂，不过有狂之意，中无所恃，故禁之则止。若谓痰火闭窍，则窍便塞矣，岂能禁之即止乎？又果重阳之病，岂无鼓指之阳脉乎？盖先生之累，始于忧思不遂，抑郁不舒，渐至心精日耗，神明丧失矣。君主之宫自燃，谋虑之舍乃枯，如木将朽，何堪斧斤？《内经》有言：尝贵后贱，虽不中邪，病从内生，名曰脱营，尝富后贫，名曰失精。曰失、曰脱，收摄之法，其可缓乎？坐谈一午，众皆唯唯，执意执迷不返，余药未投。厥后或服当归龙荟丸，或进礞石滚痰丸，其病日笃，大便溏泄。至六月，醴香少君抵家省视，复

邀余诊。脉来如火发燃，残阳尽逼指下，乃知心精已夺，告以事不可为。因问逝日，余以霜降为断，至期果卒。(《得心集医案》)

●【评议】《素问·疏五过论》篇尝谓："凡未诊病者，必问尝贵后贱，虽不中邪，病从中生，名曰脱营，尝富后贫，名曰失精。五气留连，病有所病，医工诊之，不在脏腑，不变躯形，诊之而疑，不知病名。身体日减，气虚无精，病深无气，洒洒然时惊。病深者，以其外耗于卫，内夺于营，良工所失，不知病情。此亦治之一过也。"《杂病源流犀烛·内伤外感源流》曰："脱营失精，失志病也。"由此可见，脱营失精均是由于情绪不舒畅，五脏之气郁结而形成的疾病，属精神刺激所致之虚劳证范畴，临证需注意灵活辨证。近人有认为脱营失精是属恶性肿瘤一类疾病，值得参考。

❀ 张路玉肝郁干脾治验案 ❀

张路玉治江礼科次媳，春初患发热头疼腹痛，咳逆无痰，十指皆紫黑而痛，或用发表顺气不效。诊之，脉来弦数而细，左大于右。曰：此怀抱不舒，肝火郁干脾土而发热，热蒸于肺故咳；因肺本燥，故无痰；脾受木克，故腹痛；阳气不得发越，故头疼；四肢为诸阳之本，阳气不行，气凝血滞，故十指疼紫。其脉弦者，肝也；数者，火也；细者，火郁于血分也。遂以加味逍遥散，加桂枝于土中达木，三剂而诸症霍然，十指亦不疼紫矣。（《续名医类案》）

●【评议】　本案症见发热头疼腹痛，咳逆无痰，十指皆紫黑而痛，张氏谓怀抱不舒，肝郁干脾之故，正如其著作《张氏医通》曰："郁证多患妇人，《内经》所谓二阳之病发心脾，及思想无穷，所愿不得，皆能致病。为证不一，或发热头痛者有之，喘嗽气乏者有之，经闭不调者有之，狂颠失志者有之，火炎失血者有之，骨蒸劳瘵者有之，蛊疸生虫者有之。治法总不离乎逍遥、归脾、左金、降气、乌沉、七气等方，但当参究新久、虚实选用，加减出入可也。"此案即是以逍遥散随证加减，灵活处变，可资一读。

巧用五味异功散治二例郁证案

徐孝廉室不得寐，不能食，心神恍惚，四肢微寒，手心热汗，至晚则喉间热结有痰，两耳时塞，用安神清火药不效。诊之,六脉萦萦如蛛丝而兼弦数,此中气久郁不舒,虚火上炎之候也。本当用归脾汤以补心脾之虚,奈素有虚痰阴火,不胜芪、圆之滞,木香之燥,(用归脾之法)遂以五味异功散,略加归、芍、肉桂以和其阴,导其火,不数剂而食进寝宁,诸症释然矣。(《续名医类案》)

张飞畴治一妇,平昔虚火易于上升,因有怒气不得越,致中满食减,作酸嗳气,头面手足时冷时热,少腹不时酸痛,经不行者半载余。其脉模糊,驶而无力。服诸破气降气行血药不愈。此蕴怒伤肝,肝火乘虚而克脾土,脾受克则胸中之大气不布,随肝火散漫肢体。当知气从湿腾,湿由火燥。惟太阳当空,则阴霾自散;真火行令,则郁蒸之气自伏。又釜底得火,则能腐熟水谷,水谷运则脾胃有权,大气得归,而诸症可愈矣。用生料八味倍桂、附,十日而头面手足之冷热除。间用异功而中宽食进,调理两月,经行而愈。(《续名医类案》)

◎【评议】 五味异功散出自钱乙《小儿药证直诀》,具有温中益气的功效,主治小儿病后衰弱,元气未足,食欲不振。该方在《太平惠民和剂局方》四君子汤的基础上增加一味陈皮而成,陈修园曰:"胃气为生人之本。参术苓草,从容和缓,补中宫土气，达于上下四旁，而五脏六腑皆以受气，故一切虚证，皆以此方为主。若加陈皮，则有行滞进食之效。"以上两案，案1虽心脾两虚，但素有虚痰阴火，不胜芪、圆之滞，木香之燥，故以异功而代归脾治之。案2釜底无薪，八味先行，但仍以异功调理宽中，以致经行而愈。可见，本方确为行气化滞，醒脾助运之首选良方。

❀ 思虑伤脾兼郁结案 ❀

柴屿青治潼川守母，八十三。在沈阳礼部时，闻伊母在京病甚，忽身热吐痰，妄言昏愦。众医俱主发表病势日增，始求治。悲泪哀号，自分必死。诊其右关沉涩微滑，曰：此思虑伤脾，更兼郁结，痰涎壅盛，脾不能运也；身热昏愦，清阳不升，脾气伤也。先用二陈、栝蒌治其标，继用归脾加神曲、半夏、柴胡，调治数日而痊。向使误服表剂，岂不蹈昔人虚虚之戒耶？（《续名医类案》）

❀【评议】 耄耋之年虽见身热吐痰，妄言昏愦，而其脉右关沉涩微滑，此高年本虚标实之候，众医误以表剂，故而病势日增，柴氏以脉象为辨证的着眼点，选药用方，标本兼顾，数日而痊。可见临证用

药，不可不慎，否则投剂有误，变证旋见，老年用
药，尤当慎之又慎！

❀ 涌法治郁案 ❀

戴元礼治姑苏朱子明之妇，病长号数十声，暂止
复如前。人以为厉所凭，莫能疗。戴曰：此郁病也。
痰闭于上，火郁于下，故长号则气少舒，《经》云火
郁发之是已。遂用重剂涌之，吐痰如胶者数升乃愈。
(《续名医类案》)

● 【评议】《素问·六元正纪大论》云："木郁达
之，火郁发之，金郁泄之，土郁夺之，水郁折之。"
诚中医治郁千古不易之法。火郁，是指火热之邪伏于
体内；发，是因势利导，发泄之意。所谓"火郁发
之"，就是运用具有透散发泄作用的药物，治疗热伏
于体内所致病证的方法。本例戴氏据证采用涌吐之
法，吐去蕴结在体内的胶痰，使气机通畅，郁火自
散。戴元礼系朱丹溪的门生，对朱氏"气血痰郁"四
伤学说研究颇深，本案可见一斑。

❀ 郁火神狂谵语案 ❀

褚　气郁，肝不疏泄，神狂谵语，非是外感，乃

七情之病，先进涤痰汤法。

川连　胆星　石菖蒲　半夏　钩藤　山栀　远志　橘红（《种福堂公选医案》）

❀【评议】　肝为风木之脏，性喜条达，今七情内伤，气机不畅，气有余便是火，痰火内生，上乘于心，神明被扰则神狂谵语。《素问·至真要大论》曰："诸躁狂越，皆属于火。"张介宾阐发经旨云："凡狂病多因于火，此或以谋为失志，或以思虑郁结，屈无所伸，怒无所泄，以致肝胆气逆，木火合邪，是诚东方实证也。"因此治疗讲究涤痰解郁，治痰不忘治气，气顺则痰易消，看似治标，实乃治本。本例即循此而治。

❀ 郁证虚实有异补泻治法不同案 ❀

林某内人，病胸胁少腹痛，一日发厥数次，卧床不起，昏昏闷闷，医以为虚而用补，忽两目不见物，势愈沉重，六脉俱数，左关弦而搏指。予曰：此郁怒伤肝，肝气实也。盖目为肝窍，两胁少腹，皆足厥阴之络，今肝气横逆，而用参术补之，火势随之以炽。《经》云：木郁达之。当以泻为补也。生柴胡、白芍生炒各半、吴萸汁炒川连、酒炒龙胆、当归、醋炒香附、金铃子、盐炒青皮。一剂目明痛缓，三剂良已。又予在歙治许宁远兄，大怒后两目失明，用六味地黄加柴胡、白芍、枸杞子获愈。此人肝肾素亏，故为滋水生木，虚实有不同也。(《赤厓医案》)

●【评议】 前例因郁怒伤肝，症见两胁、少腹疼痛，厥逆频作，又经误治，致目不见物，分明是足厥阴经络循行部位出现病变。《黄帝内经》治郁，有"木郁达之"之训，故汪氏融四逆散、左金丸、金铃子散于一方而化裁之，应手取效。至于治许氏失明，汪氏诊断为"肝肾素亏"，故用滋水清肝饮加减而获愈。前后两案，虚实不同，治当有别也。

🌸 逍遥散治郁三例案 🌸

肝血枯燥，致易动嗔怒，发则头痛面热，胸胁胀满，是肝木失养，木气抑郁不舒。木乃生火，飞扬上升，欲不发怒得乎？宜调补肝血，用加味逍遥散治之。

炒白芍五钱　白术三钱　白茯苓二钱　炒栀子一钱　柴胡一钱　姜半夏一钱　当归身三钱　炒荆芥一钱　陈皮五分　甘草五分　水同煎服。(《南雅堂医案》)

寒热往来无定，胸脘痞闷，少腹拘急而痛，肝经被郁，木气不能条达，拟用加味逍遥散治之。

柴胡一钱　炒当归二钱，酒洗　白芍药二钱，酒炒　白术三钱，土炒　白茯苓三钱　黑山栀一钱五分　粉丹皮一钱五分　炙甘草五分（《南雅堂医案》）

肝郁木不条达，致成内热，拟用逍遥散加减法。

柴胡一钱五分　当归身二钱　炒白芍二钱　白茯苓三钱　广郁金一钱　甘草七分　薄荷五分　生姜一片（《南雅堂医案》）

❀【评议】《南雅堂医案》相传为清代医家陈修园所撰，个别医案亦为陈氏医书中所记载之案，仅语言略有出入。上三例的病机均为肝郁"木失条达"，治当疏肝解郁，以复木喜条达之性，方用逍遥散加减，堪称至当。可随证加入郁金、玫瑰花、绿萼梅、合欢花之类。

温胆汤治气郁夹痰案

素有湿邪，复因恼怒，引动肝胆之火，与胃中之痰气相搏，致食入便呕，心悸少寐，脉沉，乃气郁之明征，拟用温胆汤加味治之。

制半夏二钱　淡竹茹三钱　陈皮一钱　粉丹皮一钱　炒山栀二钱　枳实八分　酸枣仁二钱　白茯神三钱　石菖蒲八分　炙甘草五分　水同煎服。（《南雅堂医案》）

🌀【评议】　温胆汤是治疗胆郁痰扰之经世名方，本例据证加丹皮、山栀、酸枣仁、石菖蒲以增强清热凉血、豁痰安神之功。主方对路，又能随证加减，可谓成方活用之范例。

🎎 因郁致少火变壮火案 🎎

病由郁起，少火变为壮火，脘间不舒，口苦舌糜，木火劫烁津液，心脾受损，徒恃清火苦寒之剂，恐不足以平郁热，惟怡情赡养，冀可向安。

霜桑叶二钱　粉丹皮一钱五分　白茯苓三钱　川贝母一钱，去心　连翘二钱　金石斛三钱（《南雅堂医案》）

🌀【评议】　此案谓"病由郁起，少火变壮火"，有关少、壮之火的论述出自《黄帝内经》，历代医家多有发挥。如李中梓《内经知要》云："火者，阳气也。天非此火，不能发育万物，人非此火，不能生养命根，是以物生必本于阳。但阳和之火则生物，亢烈之火则害物。故火太过则气反衰，火和平则气乃壮。"
这种观点从天地阴阳之气化生万物角度，来分析认识
壮火与少火，有一定的深度和普遍意义。张介宾亦持
少火为生理之火，壮火为病理之火的观点，如《类
经·阴阳类》云："壮火散气，故云食气，犹言火食
此气也。……此虽承气味而言，然造化之道，少则
壮，壮则衰，自是如此，不特专言气味者。"案中处
方意在清肝火，解木郁，养津液，用药轻灵可喜，有
叶天士的风格。

🦋 郁怒致脉数神呆案 🦋

诊得脉数，舌白，神呆，病由郁怒而得，兹以解
郁清热为主。

羚羊角五分，磨冲　犀角五分，磨冲　石菖蒲二钱　白
茯神三钱　远志一钱，去心　郁金一钱　黑山栀二钱　粉丹
皮二钱 (《南雅堂医案》)

🌸【评议】　方中羚羊角善清肝、肺之火，犀角善
清心、肝之火，两药同用，郁怒火势自然顿挫。因犀
角现已禁用，多以水牛角替代，其性苦寒，归心、肝
经，与犀角功效相似，然气薄力逊，临床可加量
用之。

✿ 郁久成损二例治案 ✿

忧郁不解，气血皆虚，头项结瘰，暮夜寒热盗汗，乃郁损成劳之渐，倘经期复阻，虑其难治。

当归身三钱，炒　炒白芍二钱　白茯神三钱　陈皮一钱　钩藤二钱　炙甘草八分　大枣三枚（《南雅堂医案》）

情志不适，肝脾气血多郁，脉象虚涩，病已半载有余，峻利之剂恐非所宜，拟以补中益气，合逍遥散主之。

柴胡八分　炙黄芪一钱五分　人参一钱　炒白芍一钱　炒白术一钱　白茯苓一钱　当归身一钱　炙甘草五分　陈皮五分　升麻三分　生姜二片　大枣三枚（《南雅堂医案》）

✿【评议】　上两案病程已久，皆因情志所伤致气血两虚，不可一见郁证俱作实证治，郁损成劳者，补虚为主，只宜少佐解郁疏肝之品。

✿ 气、火、痰郁相兼为病五例治案 ✿

气、火、痰三郁兼证，非进补之候也。须旷达调理。

炒川连　石决明　全瓜蒌　炒中朴　陈皮　炒山

栀　法半夏　旋覆花　川郁金　鲜橘叶（《斠山草堂
医案》）

六郁火升，痰气上壅。久防塞逆成格。

炒川连姜汁拌　石决明　瓜蒌皮　川郁金　白茯苓
炒山栀姜汁拌　旋覆花　天花粉　橘红　竹茹姜汁拌炒
（《斠山草堂医案》）

痰郁气郁为患也。延久防反胃。

炒山栀　炒归须　半夏　川郁金　橘红　佛手
炒白芍　旋覆花　蒌皮　瓦楞子　竹茹（《斠山草堂
医案》）

上焦痰火郁结。治宜清化。

炒川连　石决明　橘红　光杏仁　海浮石　炒山
栀　川郁金　蒌皮　川贝母　炒竹茹（《斠山草堂
医案》）

中焦痰火郁结也。治以疏化。

炒山栀　川郁金　法半夏　炒枳实　瓦楞子　川
楝子　陈皮　旋覆花　瓜蒌皮　炒竹茹（《斠山草堂
医案》）

●【评议】《斠山草堂医案》作者何书田，晚号
竹斠山人，临床用药以轻灵平正为特点，对于气、
火、痰郁兼病者喜用二陈汤为基本方理气和中、燥
湿化痰，但每去方中易于助湿滞中之甘草，气机不

畅者多予白芍、郁金、佛手等柔肝疏肝、行气解郁；郁久化火者多以黄连、川楝子、炒山栀、橘叶、石决明等清肝平肝、泻火解郁；痰郁壅盛者多加竹茹、瓜蒌皮、苏子、瓦楞子、旋覆花等降气消痰、涤痰开郁。

🐚 肝郁证似外感案 🐚

以翁自病，寒热胁痛，口苦食少，呻吟不寐，已经月余。服药不应，自以为殆。诊脉弦急，知其平日情志抑郁，肝木不舒，病似外感，因系内伤。与加味逍遥散，一服而效，数服而安。（《杏轩医案》）

🐚【评议】 历来医家治疗郁病多以《黄帝内经》五郁论为依据，并且提出五郁的关键在于木郁，以逍遥散通治诸郁。此案虽症情复杂，但总不离平日情志抑郁，肝木不舒之因，故能以逍遥一服而效，数服而安。赵献可《医贯》亦有载："五行相因，自然之理，唯其相因也，予此一方治其木郁，而诸郁皆因之而愈。一方者何？逍遥散是也。"

🐚 肝郁气厥赢状案 🐚

炳兄女在室，年已及笄，性躁多郁。初春曾患吐血，夏间陡然发厥，厥回呕吐不止，汗冷肢麻，其言微气短，胸膈胀闷，脉息细涩，状似虚象。医投补剂益剧。予诊之曰：此郁病也。《经》云：大怒则形气绝，而血菀于上，使人薄厥。又云：血之与气并走于上，乃为大厥。议与越鞠丸，加郁金、枳壳、茯苓、陈皮、半夏。兄曰：女病卧床数日，粒米不入，脉细言微，恐其虚脱奈何？予曰：依吾用药则生，否则难救。此脉乃郁而不流，非真细弱，欲言而讷，乃气机阻闭故也。观其以手频捶胸臆，全属中焦郁而不舒，且叫喊声彻户外，岂脱证所有耶？请速备药，吾守此，勿迟疑也。取药煎服。少顷，膈间漉漉有声，嗳气数口，胸次略宽。再服呕止，寝食俱安。转用八味逍遥散，除白术，加香附、郁金、陈皮，病愈，血证亦泯。(《杏轩医案》)

● 【评议】 郁之为病，一由他脏累及脾胃，一由脾胃自病，而中焦致郁为最多，正如《推求师意·郁病》中记载："凡有六淫、七情、劳役妄动，故上下所属之脏气，致有虚实克胜之变。而过中者，其中气则常先四脏，一有不平，则中气不得其和而先郁，更因饮食失节，停积痰饮，寒湿不通，而脾胃自受者，所以中焦致郁多也"，故而后世有"郁病多在中焦"之说。此案观其手频捶胸臆，全属中焦郁而不舒，医者辨证准确，用药精当，故而奏效。这里值得一提的是，本例貌似虚证，但程杏轩细察脉象，结合形症，断属实证，此虚实真假疑似之辨，非久经临床的高手，实难为之。

痛呕发黄温补误治案

嘉庆辛未春，予患眩晕，不出户者累月。友人张汝功兄来，言洪梅翁病剧，述其证状，起初少腹痛、呕吐，医谓寒凝厥阴，投以暖肝煎，痛呕益甚。又谓肾气上冲，更用理阴煎合六君子汤，每剂俱用人参，服之愈剧。脘痞畏食，昼夜呻吟，面目色黄，医称体亏病重，补之不应，虑其虚脱，举室忧惶。复有指为疸证，欲进茵陈蒿汤者。嘱邀予诊以决之。予辞以疾，汝兄强之，于是扶掖而往。诊毕笑谓翁曰：病可无妨，但药只须数文一剂，毋大费主人物料。方疏加味逍遥散加郁金、陈皮、谷芽、兰叶。乃弟竝锋翁曰：家兄年将花甲，病经多日，痛呕不食，胃气空虚，轻淡之品，恐不济事。予曰：此非虚证，药不中病，致益剧耳。《经》云：诸痛属肝。病由肝郁不舒，气机遏抑，少腹乃厥阴部位，因而致痛。肝气上逆，冲胃为呕，温补太过，木郁则火郁，诸逆冲上，皆属于火，食不得入，是有火也。至于面目色黄，亦肝郁之所使然，非疸证也。逍遥一方，治木郁而诸郁皆解，其说出赵氏《医贯》，予辑载拙集《医述》中。检书与阅，翁以为然。初服各症均减，服至四剂，不痛不呕，黄色尽退。共服药十二剂，眠食如常。是役也，翁病召诊，日皆汝兄代邀，语予曰：翁前服参药不应，自以为殆，予药如此之轻，见效如此之速，甚为感佩，嘱予致意，容当图谢。予曰：医者愈病，分所当然，惟自抱疾为人疗疾，行动蹒跚，殊可笑耳。翁有盛情，拙集辑成，藉代付梓，亦善果也，胜酬多矣。晤间，翁问：尊集成乎？予曰：未也。翁曰：且俟脱稿，薄助剞劂①。阅兹廿载，集成而翁已仙矣。集首阅书姓氏款中，谨登翁名，不忘其言。（《杏轩医案》）

⊛【评议】 郁则气滞，其滞或在形躯，或在脏腑，必有不舒之现症，此腹痛呕吐、脘痞畏食、面目色黄之故也。医家不察，误认虚寒，放胆用暖肝煎（当归、枸杞子、小茴香、肉桂、乌药、沉香、茯苓）、理阴煎（熟地黄、当归、炮姜、炙甘草）、六君子汤（人参、白术、茯苓、甘草、陈皮、半夏）等一派温

---

① 剞劂（jī jué）：雕板；刻印。

补，愈治愈剧。此不死于病，而死于药矣。正如华岫云所言："不知情志之郁，由于隐情曲意不伸，故气之升降开阖枢机不利。盖郁症全在病者能移情易性，医者构思灵巧，不重在攻补，而在乎用苦泄热而不损胃，用辛理气而不破气，用滑润濡燥涩而不滋腻气机，用宣通而不揠苗助长，庶几或有幸成。若必欲求十全之治，则惟道家有一言可以蔽之曰：欲要长生，先学短死。此乃治郁之金丹也。"华氏之言，句句在理，值得细玩。

逍遥散合左金丸平肝开郁验案

曾治宋豪士令正，年二十七，性禀端淑，忽一早将饭，自去空室，以腰带结喉，微笑而不语，若痴骏状，其家以为染邪，巫师以为邪制，桃符棘矢，御之不应。乃叔肇堂曰：此必病耳，盍请医诊之？急延予视。予曰：喉中有鸡声，乃风痰塞喉。即以神应散吹鼻取嚏，吐痰而苏。其人仍然郁郁，予思其家富饶，姑亦贤良，因何而思自缢，又不死于金、死于水、死于火，而必欲死于木？木者肝也，肝藏魂，肝血不足而外邪深入，肝木被郁而人不知也。乃与逍遥散吞左金丸，平肝开郁，一剂而效。继服六君子汤加黄芪，

八剂而愈。(《齐氏医案》)

●【评议】《齐氏医案》作者清代齐秉慧（字有堂），该书《郁论》中仅载逍遥散及左金丸两个方剂，且对逍遥散大为推崇，曰："惟其相因也，予以一方治其木郁，而诸郁皆因而愈。一方者，逍遥散是也，方中惟柴胡、薄荷二味最妙。"清·汪昂《医方集解·逍遥散方论》曰："此足少阳、厥阴药也。肝虚则血病，当归、芍药养血而敛阴；木盛则土衰，甘草、白术和中而补土；柴胡升阳散热，合芍药以平肝，而使木得调达；茯苓清热利湿，助甘、术以益土，而令心气安宁；生姜暖胃祛痰，调中解郁；薄荷搜肝泻肺，理气消风。疏逆和中，诸症自已，所以有逍遥之名。"齐氏尚有"推之伤风、伤寒、伤食，除直中外，凡外感者俱作郁看，以逍遥散加减出入，无不获效。如小柴胡汤、四逆散、九味羌活汤，大同小异，然不若此方之应响也。神之明之，变而通之，存乎人耳。"可见齐氏对此方的喜爱非同一般。

❀ 吴鞠通治肝必治络案 ❀

毛 四十四岁 病起肝郁，木郁则克土，克阳土则不寐，克阴土则膜胀，自郁则胁痛。肝主疏泄，肝病则不能疏泄，故二便亦不宣通。肝主血，络亦主血，故治肝者必治络。

新绛纱三钱　半夏八钱　香附三钱　旋覆花三钱　青皮三钱　小茴香三钱　归须三钱　降香末三钱　广郁金三钱　苏子霜三钱

头煎两杯，二煎一杯，分三次服。三帖。

初七日　服肝络药，胀满、胁痛、不寐少减，惟觉胸痛。按：肝脉络胸，亦是肝郁之故。再小便赤浊，气湿也。

桂枝嫩尖三钱　晚蚕砂三钱　归须二钱　川楝子三钱　半夏六钱　降香末三钱　白通草三钱　青橘皮三钱　茯苓皮三钱　旋覆花三钱，新绛纱包　小茴香三钱，炒黑　两头尖三钱

服二帖。

初十日　驱浊阴而和阳明，现在得寐，小便少清，但肝郁必克土，阴土郁则胀，阳土郁则食少而无以生阳，故清阳虚而成胸痹，暂与开痹。

薤白头三钱　半夏一两　广郁金三钱　栝蒌实三钱，连皮仁研　生苡仁五钱　桂枝尖五钱　茯苓皮五钱　厚朴三钱　小枳实二钱

服三帖。

十四日　脉缓，太阳已开，而小便清通，阳明已阖，而得寐能食。但膜胀不除，病起肝郁，与行湿之中，必兼开郁。

降香末三钱　生苡仁五钱　白通草八钱　厚朴三钱　煨肉果钱半　茯苓皮五钱　半夏五钱（《吴鞠通医案》）

● 【评议】　清代名医吴鞠通（名瑭，字配珩，鞠通实乃其号）不仅擅治温病，亦精于内伤杂病，对络病证治更有独到见解，此案即属于吴氏"治肝者必治络"的典型医案。治络法首见于张仲景《伤寒杂病论》提出用旋覆花汤治疗肝着、鳖甲煎丸治疟母，实开治络法之先河。至清代叶天士《临证指南医案》提出"初为气结在经，久则血伤入络，气分不效，宜治血络"的学术观点。吴鞠通继承和发挥前人的治络经验，丰富治络法内容并广泛运用于杂病治疗，概括为吴氏治络八法（包括清络育阴、清肺宁络、芳香开窍通络、清少阳胆络、蠲饮通络、飞走通络、宣通络脉、疏通阴络八法）。其中宣通络脉法主要用于肝郁气滞，络脉痹阻，营气闭塞而出现的胁痛、腹胀等，临床用药多以新绛、归须、苏子、旋覆花、降香、川楝子、郁金、香附等为主，在该案中均得以体现。此案病起肝郁，木郁克土，从而出现一系列土郁之证，吴氏总以宣肝络以开郁为原则，值得效仿。

肝病治胃案

丁　神伤思虑则肉脱，意伤忧愁则肢废。高年忧思菀结，损动肝脾，右胁气痛，攻胸引背，不能平卧，气粗液夺，食少便难。由肝胃不和，腑不司降，耳鸣肢麻，体瘦脉弦，风动阳升，脂肉消铄，有晕仆之惧。香岩谓肝为刚脏，忌用刚药。仲景法肝病治胃，是有取乎酸泄通降之品矣。白芍药、木瓜、牡蛎、金橘皮、苏子、蒌仁、杏仁、归须、枳壳，再服颇适。然症由情怀内起，宜娱情善调，不宜专恃药饵也。(《类证治裁》)

【评议】　情志中病，未可全凭药力，本案强调但服药者若不重视心情调节，徒守药饵，恐无多大益处。"心病需要心药疗"，"药逍遥人不逍遥，亦属无功"，此之谓也。

怫郁致肝郁验案

从侄　左乳下一缕气升，热痛至项，明是肝阳郁久致然。恰当暑湿炎蒸，每岁屡发，本由怫悒，肝久失畅，经隧痰气阻塞，致肺胃不主升降，痞噫吞酸，大便忽溏忽硬，脉来沉涩。仿丹溪越鞠丸，山栀、川芎、神曲、香附（醋炒）、蒌仁、旋覆花、杏仁、贝母、枳壳。煎服辄安。（《类证治裁》）

● 【评议】 清代林珮琴（《类证治裁》作者）有云："凡上升之气，自肝而出。肝木性升散，不受遏郁，郁则经气逆，为噫，为胀，为呕吐，为暴怒邪痛，为胸满不食，为飧泻……皆肝气横决也。……故诸病多自肝来，以其犯中宫之土，刚性难驯，挟风火之威，顶巅易到，药不可以刚燥投也。"仿丹溪越鞠丸服之辄安。

🏵 苦寒直折郁火治案 🏵

张氏妇患气机不舒，似喘非喘，似逆非逆，似太息非太息，似虚促非虚促，似短非短，似闷非闷，面赤眩晕，不饥不卧。补虚清火，行气消痰，服之不应。孟英诊之曰：小恙耳，旬日可安，但须惩忿是嘱。与黄连、黄芩、栀子、楝实、鳖甲、羚羊角、旋覆、赭石、海蛇、地栗为大剂，送当归龙荟丸。未及十日汛至，其色如墨，其病已若失。后与养血和肝，

调理而康。(《回春录》)

● 【评议】 此案患者面赤眩晕,不饥不卧。前医处补虚清火,行气消痰药不应。王孟英(《回春录》作者)用极苦寒之当归龙荟丸,直泄肝胆郁热,稍佐辛香流气、息风潜阳之品而获愈。

❀ 因郁致经闭目疾案 ❀

熊求镗妻,两目红肿。医治月余,左目瞳仁爆出内陷丧明,右目昼夜疼痛。延余诊之,六脉沉数,两尺更甚。余曰:此因经信久闭,相火熏蒸,上攻两目之症。投以滋阴泻火,加红花、桃仁、茜草以破血,穿山甲以攻坚,服十余剂,乃能血海通行,大下瘀积,右目红肿消散,黑白分明。后询知因艰于嗣,夫纳二宠,从此忧思郁积,经闭已七年矣。(《尚友堂医案》)

● 【评议】 此患因于忧思郁积,致经闭七年,相火熏蒸上攻两目,予滋阴泻火加破血攻坚,血海通行而目疾亦愈。朱丹溪有"六郁"之名,本例属血郁、热(火)郁无疑。

🌼 喜可胜忧验案 🌼

舒则先长媳，壮年孀居，子幼家饶，忧思成疾，心胸间似疼非疼，似辣非辣，饮食日减，神识迷离，医药罔效。余曰：此郁结症也。时村中演剧，令彼姻娅①迎往观焉。半月旋归，其病如失。盖喜可胜忧，所以愈也。（《尚友堂医案》）

🌼【评议】 中医情志疗法，喜怒哀乐皆是药。情志疗法，即运用情志相胜理论治疗情志病证或躯体病证的疗法。《素问·阴阳应象大论》提出的"悲胜怒""恐胜喜""怒胜思""喜胜忧""思胜恐"，是对情志五行相胜规律的高度概括，也是情志疗法的理论依据。此案以喜胜忧治之，厥疾乃瘳。可见，中医的独特情志疗法和情志养生，很值得传承和弘扬。

🌼 妙改甘麦大枣汤治郁验案 🌼

朱氏妇，素畏药，虽极淡之品，服之即吐。近患晡寒夜热，寝汗咽干，咳嗽胁疼。月余后，渐至减餐

---

① 姻娅（yīn yà）：亲家和连襟，泛指姻亲。

经少，肌削神疲。始迓孟英诊之。左手弦而数，右部涩且弱，曰：既多悒郁，又善思虑，所谓病发心脾是也。而平昔畏药，岂可强药再戕其胃，诚大窘事。再四思维，以甘草、小麦、红枣、藕四味，_{妙想可以益人神}志。令其煮汤频饮勿辍。病者尝药大喜，径日夜服之。逾旬复诊，脉证大减。其家请更方。孟英曰：毋庸。此本仲圣治藏燥之妙剂，吾以红枣易大枣，取其色赤补心，气香悦胃，加藕以舒郁怡情，合之甘、麦，并能益气养血，润燥缓急，虽若平淡无奇，而非恶劣损胃之比，不妨久任，胡可以果子药而忽之哉！恪守两月，病果霍然。（《王氏医案续编》）

【评议】 甘麦大枣汤首载《金匮要略·妇人杂病脉证并治》："妇人脏躁，喜悲伤欲哭，象如神灵所作，数欠伸，甘麦大枣汤主之。"仲景遵《黄帝内经》"肝苦急，急食甘以缓之"及《难经》"损其肝者益其中"等明训，以小麦养心液安心神，甘草、大枣甘润补中缓急。本方药虽三味，叶天士谓其"药似平淡，可愈疑难大症"，蒲辅周老中医备赞"用之灵活适当，能治不少病，不可轻视"。由此可见，本方甘缓柔润，疏肝缓急，适应证不离乎紧张二字，对性情执拗，好恶非常，不肯服药者更为适宜。对照本案，王孟英（《王氏医案续编》作者）顾及其素来畏药，加之平素多悒郁，善思虑，以甘麦大枣汤加藕煮汤频服，遂效，不失为一颇具临床应用价值和前景广阔的简效方剂。

俞震同病异治六例郁证案

《内经》以喜怒出于膻中，今襟怀不畅，无忻忻自得之意，盖缘久郁则清阳失司，生机不能灵动也。遇事烦厌难耐，寐醒即欲起身，肝阳心火易扰而不宁谧。拟由滋养以濡济之，所谓盏中添油，炉中覆火之法也。

茯神　远志　枣仁　归身　丹参　柏子仁　半夏曲　石菖蒲　麦冬　萱草　人参

神曲和丸，金箔为衣。（《沈俞医案合钞》）

少年即有郁症，生阳不能舒布也，加之惊则肝胆亦病，自然寐少寤多，盖阳不入于阴，血不协于气也。今届六旬之外，血更衰，痰渐生，胸膈右边不能融畅，便燥，臂痛，着衣不便，鼻亦不知香臭，此由气馁则痰滞，升降出入之机针废弛，恐为厥中根基。诊脉左小右堕，宜补心脾，化痰利气，使营卫流通，乃无大患。

茯神　霞天曲　柏子仁　丹参　远志　枣仁　川

桂枝　归身　甘草　姜皮

又，臂痛止，去桂枝加参，后服指迷茯苓丸。（《沈俞医案合钞》）

怀抱不舒，气郁于中焦，五更将交寅卯时为木旺之候，故肝阳上冲，喝喝如太息，间有腐臭者，郁则成火也。脉弦带数，宜清理肝肺。麦门冬汤：

麦冬　洋参　半夏　冬瓜子　知母　橘红　钩钩　郁金汁（《沈俞医案合钞》）

心热汗出即不得寐，舌苔黄厚，又不作渴，脉细左弦，是心肝郁火症，病始齿痛。理宜壮水。

根生地　木通　竹叶　丹皮　元参　川斛　麦冬　女贞子　旱莲草（《沈俞医案合钞》）

腹鸣而气上冲心，此厥阴症也。脉右沉左弦，沉则气滞，弦则木郁，郁则少阳生气不伸，怵惕忧虑自不能禁，病由肝而及心肾。宜开宜镇为治。

抱木茯神　七孔石决明_{磨去黑皮，研，三钱}　远志肉　五花龙齿骨_{钱半}　石菖蒲　枣仁　柏子仁_{二钱}　加辰砂_{三分，红绢包悬于药中煎}（《沈俞医案合钞》）

忧悲则气结不舒，生阳衰飒①，故纳谷作胀，嗳噫，烦满，其足膝肿痛，连两拗及背皆痛者，以至阴

————————

① 衰飒（sà）：衰落萧索。

之地，无阳以蒸动也。

虎膝骨　茯神　杜仲　淡附子　生於术　怀牛膝
生苡仁

接方：目有微赤暂定温药。

茯苓　焦白术　杜仲　白芍　车前子　小茴香
金毛狗脊_{去毛切片，三钱} 苡仁　大枣

又：去小茴香，用千年健三钱。（《沈俞医案
合钞》）

● 【评议】《沈俞医案合钞》系沈（沈又彭，字尧
封，一作尧峰）、俞（俞震，字东扶，号惺斋）两医
家医案的合编，因沈、俞两人为同时代的嘉善名医，
颇有交情，两位医家的医学风格相近，所撰医案皆
"立案明晰，制方轻灵"，甚至有"一鼻孔出气"之
说，故后世王文镕将两家医案合编而成本书。上六案
均为俞震治郁医案，俞氏治病注重辨证论治，同病异
治，正如以上数案，虽均为治郁，但六案六法，或滋
养濡济，或化痰利气，或清理肝肺，或壮水之主，或
开镇同行，或温阳蒸动，值得细细品味。

❀ 忧愁悒郁致病治案 ❀

忧愁悒郁，心神受伤，肾不上交，故应酬无意

绪，行动则气促，诊脉左弦右细，知非痰火为病，宜归脾汤、宁志膏之类。

党参　黄芪　元生地　远志肉　茯神　归身　枣仁　炙草　木香汁

又，脉细弦，重按觉有力，肝阳上亢，暂进清肝法，前用补不应，症兼口燥，左胁胀。

细生地　羚羊角尖　香附　钩钩　黑栀　木通　青黛　橘红　金器一件

又，用清肝法又觉外寒，此亦气血久虚之故，但左脉尚沉弦，仍从肝治为妥。

元生地　茯神　胆星　钩钩　远志肉　橘红　丹皮　羚羊角尖　加辰砂二分冲服。（《沈俞医案合钞》）

❀【评议】　本例三易其方，初诊用归脾汤、定志膏温补之剂，药证不符，故效果不应；二诊改用清肝法，反觉外寒；三诊考虑到"气血久虚"，清肝补益并用。俞氏能如实记录，自认前二方之瑕，这种实事求是的治学态度，值得称道。

❀ 乙癸同源治案 ❀

女子肝无不郁，如男子肾无不虚，乙癸同源故也。肝郁善怒，犯中扰胃、克脾。胸脘胀痛，呕吐食减，经来不一，血色不华，默默寡言，忽忽不乐。是皆肝郁不伸之所致也。宜《医话》山鞠䓖煎。

雀脑芎䓖　茅山苍术　云南茯苓　四制香附　六和神曲　沙糖炒山楂　炒麦芽　制南星　法制半夏

长流水煎。(《问斋医案》)

● 【评议】"乙癸同源"与"肾肝同治"，语出李中梓《医宗必读》。乙癸系甲乙属木、壬癸属水，而肝属木，肾属水，故乙癸二字，分别作为肝肾代名词，乙癸同源和肝肾同治，前者指肝肾的生理、病理；后者指肝肾的辨证论治。如李氏说："古称乙癸同源，肾肝同治……相火有二，乃肾与肝。肾应北方壬癸，肝应东方甲乙……故曰乙癸同源。东方之木，无虚不可补，补肾之所以补肝。北方之水，无实不可泻，泻肝之所以泻肾……故曰肾肝同治。"

虚郁实郁辨治案

李健伯夫人因伤情志而患心跳，服药数月，大解渐溏，气逆不眠，面红易汗，卧榻不起，势已濒危。其次婿余朗斋浼孟英诊之，坚辞不治。其长婿瞿彝斋力恳设法，且云妇翁游楚，须春节旋里，纵使不治，亦须妙药稽延时日。孟英曰：是则可也。立案云：此本郁痰证，缘谋虑伤肝，营阴久耗，风阳独炽，烁液成痰，痰因火动，跳跃如春，若心为君主之官，苟一跳动，即无生理，焉能淹缠至此乎？但郁痰之病，人多不识，广服温补，阴液将枯，脉至右寸关虽滑，而别部虚弦软数，指下无情，养液开痰，不过暂作缓兵之计，一交春令，更将何物以奉其生？莫谓赠言之不详，姑顺人情而予药。方用西洋参、贝母、竹茹、麦冬、茯神、丹参、苁蓉、薏苡、紫石英、蛤壳等。服之痰果渐吐，火降汗收，纳谷能眠，胸次舒适，而舌色光绛，津液毫无。改授集灵膏法，扶至健伯归。因谓其两婿曰：我辈之心尽矣，春节后终虞痉厥之变也。已而果然。（《王氏医案三编》）

张友三室，去春受孕后，忽梦见其亡妹，而妹之亡也，由于娩难。心恶之，因嘱婢媪辈广购堕胎药饵服，卒无验。冬间娩子后亦无恙，自疑多饵堕胎药，元气必伤，召朱某治之。述其故，朱即迎合其意，而断为大虚之候。且云：苟不极早补救，恐延蓐损。病者闻而益惧，广服补剂，渐至卧榻不起，多药弗效。延至仲春，族人张镜江为邀孟英视之。不饥不寐，时或气升，面赤口干，二便秘涩，

痰多易汗，胸次如春，咽有炙脔，畏明善怒，刻刻
怕死，哭笑不常，脉至左部弦数，右手沉滑。曰：
此郁痰证误补致剧也，与上年李健伯令正之病情极
相类。第彼已年衰而伤于忧思谋虑，是为虚郁；此
年壮体坚，而成于惊疑惑惧，是为实郁。虚郁不为
舒养而辄投温补，则郁者愈郁，而虚者愈虚；实郁
不为通泄而误施温补，则郁不能开，而反露虚象，
所谓大实有羸状也。医者但云补药日投，虚象日
著，不知虚象日形，病机日锢，彼岂故酿其病，而
使之深耶？亦是一片仁心，无如药与病相僢①而
驰，盖即好仁不好学之谓耳。余非好翻人案，恐不
为此忠告，未必肯舍补药而从余议也。病者闻之大
悟，即授小陷胸合雪羹，加菖蒲、薤白、竹茹、知
母、栀子、枳实、旋、赭出入为方，吞当归龙荟
丸。三剂后，蒌仁每帖用至八钱而大解始行，各恙
乃减。半月后，心头之舂杵始得全休。改用清肃濡
养之法，调理匝月，汛至而瘥。　（《王氏医案
三编》）

● 【评议】　王孟英尝云："身中之气有怨有不怨
也，怨则留着为病，不怨则气默运而潜消。调其怨而

---

① 僢（chuǎn 喘）：同"舛"，相背。

使之不愆，治外感内伤诸病五余蕴矣。"所谓"愆"，是指气机郁滞不畅。此两案为王孟英治疗虚郁、实郁之案，上为虚郁，郁之虚者，补舒兼施；下为实郁，郁之实者，宣通为要。其法以舒展二字为最要，自云："虚郁不为舒养而辄投温补，则郁者愈郁，而虚者愈虚；实郁不为通泄而误施温补，则郁不能开，而反露虚象，所谓大实有羸状也。医者但云补药日投，虚象日著，不知虚象日形，病机日锢，彼岂故酿其病而使之深耶？"在郁证治疗上，孟英将芳香涤痰、宣通大气、斡旋气机的治法用于情志之郁，对拓宽临床思路做出了一定贡献。

解郁顺气治郁案

徐妇中气一症，素无他病，顷刻仆倒，目闭口噤，手撒脚僵。其夫曰：早吃胡椒汤一碗，身战作寒，午吃龙眼汤一碗，嗳气不舒，因而仆倒。余匆匆一视，以为龙眼壅滞，用神香散调灌，不效。诊脉上浮下伏，与《经》言上部有脉、下部无脉、其人当吐之例相符，又以盐汤引之，不吐。再掐太冲穴，身略动，自以两手扪胸，知心地尚明，无非会厌机枢不利，转瞬依然，四肢僵冷，细聆呼吸，状如死人，再诊脉伏。乃静念曰：面色青白，必挟肝邪为患，脉来紧伏，可是经络皆痹，今日不过服汤两碗，仓廪之官，久已运化而下，故引之无吐，想非风、非痰、非食、非火，其闭不通者气而已矣。再问素性好怒否？家人曰：多气多怒，曾因丧子，悒郁至今。夫郁气素横于胸，加以椒性助肝，龙眼壅气，肝愈横，郁愈结，膻中之气无由转输，安得不猝然仆倒？然则斯症虽危，自有斡旋之法，用乌附散，沸汤调灌。方下咽，喉间汩汩有声，即呕稀涎一口而苏。惟苦胸闷不舒，噫嗳自揉。继进越鞠丸一两，气畅郁舒，安睡复旧。越半月，胸紧头昏，复倒无知，目瞪口张，势似已危，脉象又伏，知非死候。余与伊夫常聚首，因谓曰：前番目闭口噤脉伏，今脉同症异，当从原意变通。言未已，开声知人，并云头晕目眩，重如石坠，面如火燎，转盼间狂言见鬼，歌笑呻哭。众皆诧异。窃思中气之后，因思复结，仆倒无知，固其宜也。然面赤神昏，妄见妄言，必因郁久化火，挟肝邪为患，应用清肝泻火之剂。又胸紧气急，头重如坠，必缘郁气固结，经道久闭，故脉沉伏，与《内经》血并于上，气并于下，心烦惋善怒之旨合符。遂疏方以逍遥散加丹参、牛膝、玄胡、降香，兼进当归龙荟丸。服下未久，神识顿清，诸症渐减。按方再服，诸症悉除。越日复诊，脉转沉数，沉无固结之患，数有流动之机矣。再询经期，果闭四月有余。本拟速行决津之法，但昨议已效，仍仿原意再投。后更方未费思索，直以解结通经而愈。

逍遥散

当归龙荟丸

乌附散

乌药　香附

越鞠丸_{丹溪}

香附　苍术　川芎　山栀　神曲（《得心集医案》）

※【评议】　神香散载《景岳全书》，由丁香、白豆蔻（或砂仁亦可）各等分组成，功效理气宽中，温中祛寒，用治寒凝气滞，胸胁或胃脘胀痛，呕哕气逆，噎膈。初诊时谢映庐（《得心集医案》作者）"匆匆一视"，即以神香散投之，不效。虽为一代名医，但亦有悖"省病诊疾，至意深心。详察形候，纤毫勿失。处判针药，无得参差"之训。而后审谛覃思，选用四方，运意灵巧，自能与病机宛转相符。

肝郁不宣腹痛误治痛甚案

戊申秋仲，张春桥令弟陡患腹痛，适饱啖羊肉面条之后，初作痧治，继作食治，痛愈甚而大渴，然啜饮辄吐，二便不行，又作寒结治，其痛益加，呻吟欲绝，已交四月。余诊脉弦数，苔干微黄，按腹不坚，非痧非食，特肝火郁而不宣耳。以海蛇一片，凫茈八两，煎至蛇烊频灌，果不吐，将余汁煎栀、连、茹、楝、知、芩、延胡、旋覆、柿蒂、枇杷叶为剂，吞当归龙荟丸。投已，即溲行痛减，次日更衣，不劳余药而瘳。(《随息居重订霍乱论》)

【评议】 腹痛为临床常见疾病，本例腹痛虽发于饱食之后，但前医失察，仅此一端即误痧误食误寒结为治，致使病情加剧。王孟英(《随息居重订霍乱论》著者)诊之，虽病发于饱食之后，但按腹不坚，脉弦数，苔干微黄，断为肝火郁而不宣所致，对证投剂，而获卓效。这里值得一提的是，王氏治病常选择食物配合成适当方剂，得当用之，而达奇效，该案中海蛇、凫茈均为药食两用之品。海蛇，又名水母、樗蒲鱼、石镜、海蜇、海蛇等，在其著作《归砚录》中有记载："海蜇，妙药也。宣气化瘀，消痰行食而不伤正气。"凫茈，又名乌芋、凫茨、荸荠、马蹄等，《本草再新》称其"清心降火，补肺凉肝，消食化痰，破积滞，利脓血"，《本草汇编》亦谓其"疗五种膈气，消宿食，饭后宜食之。"本例用之，堪称妥帖。余药配合斡旋枢机，清肝降火之品，再吞服泻火通便之当归龙荟丸，得以溲行痛减，更衣而安。

🌸 汤丸合用治梅核气案 🌸

周右　情志不遂，咽中之核即胀，妨于饮食，阻于呼吸，脉沉。治以蠲愤舒郁，自当怡情为要。

合欢花三钱　柴胡二分　薄荷梗五分　甘草三分　金萱花三钱　归身一钱半　白茯苓三钱　香附三钱　玫瑰花二钱　赤芍一钱半　广郁金一钱半

含化丸方：苏梗汁　香附汁　沉香汁　硼砂末　川朴汁　枳壳汁　乌药汁　元明粉　白芥子末　山茨姑末　以浓汁泛丸。（《慎五堂治验录》）

🔵【评议】　此案症见咽中之核即胀，妨于饮食，阻于呼吸，似中医"梅核气"证，乃情志不遂，肝气郁滞，痰气互结，停聚于咽所致。《古今医鉴》有"梅核气者，窒碍于咽喉之间，咯之不出，咽之不下，核之状者是也"的记载。《赤水玄珠·咽喉门》"梅核气者,喉中介介如梗状。"其实,《金匮要略·妇人杂病脉证并治》:"妇人咽中如有炙脔",即是本病的最早记述。该案证以肝气郁滞为主,故药以疏肝解郁,行气散结为治。本案除汤方外,另附含化丸方,以六汁四末泛丸为用,针对病情,采用此类剂型,值得后人师法。

移情易性治气郁案

唐炳霖侍御小姐,年已及笄,病剧。延余诊视。脉涩,知为气郁。询以母氏,唐曰:故。余曰:俗语能从讨饭之母,不跟做官之父,小姐笑。复问兄嫂。唐曰:不和因得病。余曰:小姐自有家耳,诸事忍让,何气为?询婿谁家?唐曰:待字①。余曰:有高绍祥者,年弱冠,宦家公子,才貌均佳,今科备中,堪为良偶。唐颔之。因拟以调气之品数服而愈。(《许氏医案》)

●【评议】 此气郁案。情志之郁,或必有所愿而未成,耿耿于怀;或思有所虑而不安,郁郁寡欢;或恼怒心绪失宁,幽怨难已;或悲忧情趣低沉,长吁短

---

① 待字:指女子尚未许配人。字,旧时称女子出嫁。

叹，皆可致之。根据病人郁滞因由晓之以理，动之以情的开导，劝慰，如叶天士"移情易性"之举，不失为治郁的主要手段。

❀ 开郁和肝胃治肝强脾弱案 ❀

金右　抑郁伤肝，肝强土弱，胃失通降。食入胀满，漾漾欲吐，腹中偏右聚形，月事不行，往来寒热。脉细弦而数。胆为肝之外府，木旺太过，则少阳之机杼不转。宜平肝调气，参以散郁。

柴胡五分，醋炒　白芍一钱五分，酒炒　制香附二钱白茯苓三钱　陈香橼皮一钱　当归二钱，酒炒　金铃子一钱五分　粉丹皮二钱　延胡酒炒，一钱五分　炒枳壳一钱干橘叶一钱五分

二诊　两和肝胃，参以开郁，便行稍畅。而中脘气滞，胃失通降，食入胀满。开合失度，寒热往来。再和肝胃以舒木郁。

香附二钱　豆蔻花五分　炒枳壳一钱　女贞子三钱，酒炒　焦麦芽二钱　广皮一钱　佛手花六分　沉香曲一钱五分，炒　当归一钱五分，酒炒　逍遥丸四钱，分二次服（《张聿青医案》）

❀【评议】　此为抑郁伤肝，肝强土弱案，治以两

和肝胃，参以开郁，首方以柴胡疏肝散合金铃子散化裁，颇为得当。张氏常于治气方中加用当归，气血并调，利于开郁以和营血，观其用药配伍精当，亦可窥见其经验之丰硕。

🌸 平肝息风兼开气郁治案 🌸

陈右　肝气抑郁不舒，左胁下又复作痛，牵引胸膈，口鼻烙热，目涩头胀。肝气不舒，肝火内亢，肝阳上旋。平肝熄肝，兼开气郁。

郁金　金铃子　制香附　炒枳壳　丹皮　木香
延胡索　干橘叶　冬桑叶　池菊（《张聿青医案》）

🌸【评议】　此案症见胁痛牵引胸膈，口鼻烙热，目涩头胀，显系肝气不舒，肝火内亢，肝阳上旋所致。治以调气散郁，佐以抑肝泄木，堪为妥帖。方中桑、菊、丹皮平肝息风，轻清灵活，用药思路宗叶天士经验，可见一斑。

🌸 两和肝胃法治风木干土案 🌸

金右　情怀郁结，肝木失疏，以致肝阳冲侮胃土，中脘有形，不时呕吐，眩晕不寐。脉细弦，苔白质红。全是风木干土之象。拟两和肝胃法。

金铃子一钱五分,切　制半夏一钱五分,炒　炒枳壳一钱　川雅连五分　白芍一钱五分,土炒　制香附二钱,研　延胡一钱五分,酒炒　代赭石四钱　白蒺藜去刺炒,三钱　淡吴萸二分,与雅连同炒　旋覆花二钱,绢包

转方去川连、吴萸,加茯苓、竹茹。

再诊　气分攻撑稍平,中脘聚形亦化,呕吐亦减,寐亦渐安,略能安谷。但胸中有时微痛,所进水谷,顷刻作酸,眩晕带下。脉两关俱弦。肝胃欲和未和。再从厥阴阳明主治。

制半夏一钱五分　广皮一钱　青皮四分,醋炒　白芍一钱五分,土炒　茯苓三钱　制香附二钱,研　川楝子一钱五分,切　白蒺藜去刺炒,三钱　干姜二分　川雅连五分　代赭石四钱　炒竹茹一钱

三诊　呕吐已定,攻撑亦平,渐能安谷,肝胃渐和之象也。但少腹仍觉有形攻撑,心悸眩晕,小溲之后,辄觉酸胀。肾气已虚,不能涵养肝木。再从肝肾主治。

制半夏一钱五分　青陈皮各一钱　白归身一钱五分,酒炒　白蒺藜三钱　煅决明四钱　金铃子一钱五分　杭白芍一钱五分,酒炒　阿胶珠一钱五分　朱茯神三钱　煅牡蛎四钱　炒枣仁一钱

四诊　呕吐已定，而少腹攻撑，似觉有形，每至溲便，气觉酸坠，眩晕汗出。肝体渐虚。再平肝熄肝。

金铃子一钱五分　香附二钱，醋炒　朱茯神三钱　生牡蛎五钱　白芍二钱　甘杞子三钱　当归炭二钱　炒枣仁二钱　阿胶珠二钱　淮小麦五钱（《张聿青医案》）

🌸【评议】　所谓风木干土，是肝气犯于中焦脾胃的概称。此案采用两和肝胃法，同用调气散郁、疏肝和胃法治之。初诊药用金铃子、延胡索、枳壳、制半夏、白芍、白蒺藜，配以左金丸、旋覆代赭汤肝胃同治。再诊时肝胃欲和未和，再从厥阴阳明为治，添入干姜、炒竹茹等，去延胡索、旋覆花。三诊"呕吐已定，攻撑亦平，渐能安谷，肝胃渐和之象也。"然"心悸眩晕，小溲之后，辄觉酸胀。"乃肾气已虚，不能涵养肝木，再从肝肾主治，处方中参用当归、阿胶珠、煅决明、煅牡蛎、炒枣仁等，转从滋阴潜降之法，总之随诊论治为贵。

🌸 半夏厚朴汤治郁痰案 🌸

曹右　咳不甚盛，而咽中梗阻，痰出成粒。此气郁痰滞，所谓郁痰是也。

老川朴一钱　磨苏梗五分　制半夏一钱五分　炒姜皮三钱　茯苓四钱　光杏仁三钱, 打　香豆豉一钱五分　生香附二钱, 打　炒竹茹一钱　郁金一钱五分　炒枳壳一钱　枇杷叶四片, 去毛

再诊　痰多咳嗽如昨。痰在胸中，气火上逼，故口碎而痛。

制半夏三钱　甜葶苈五分　云茯苓三钱　光杏仁三钱　竹茹水炒, 一钱　苏子炒研, 三钱　冬瓜子四钱　炒枳壳一钱　生薏仁四钱　苇茎八钱（《张聿青医案》）

❀【评议】　此案气郁痰滞，初诊药用半夏厚朴汤行气散结，降逆化痰，加配杏仁、豆豉、香附、竹茹、郁金、枳壳、枇杷叶取宣通上焦气机以开气郁，增强化痰之功，重在治气开郁，以治痰之本。再诊时，痰多咳嗽如前，考虑痰火互结，加配葶苈、苏子、冬瓜子、薏仁、苇茎等清肺化痰，逐瘀排脓之品。前后两方，有用《金匮要略》半夏厚朴汤，有用《备急千金要方》苇茎汤，张氏熟谙古方，得以窥见。

❀肝火误用温补案❀

彭璞山令郎年二十，患腹痛，每日申刻发热，腹

乃大痛，上及胸胁，烦躁不安，夜不成寐，至天明则
热退痛止，无汗微渴。余见其色黑而瘦，两脉弦数无
力，饮食不进，不能起床者已念多日，前所服药均术
附香砂之类，因语之曰：此木火久郁，木来克土，则
腹痛而及胸胁者，皆肝脾部位也；至申酉便发者大气
已困，至金气得令之时，木气又为金伤，而不甘于受
制，则热发痛作，因木以愈困而愈横也；少阳厥阴经
症无不皆然。为用小柴胡汤加酒白芍五钱。二剂热退
减，四剂痊愈。吉安人专喜温补，有病无病皆常服
药，药铺最多，生意极旺，附子销路尤广，其色洁
白，煮出无色无味，余服五钱并不觉热，因漂制太
过，汁已出尽故也。恐重症难以见功，误用仍能贾
祸，吾若欲用，断不取是耳。吉安医家，凡见感症无
不以麻桂为主，杂症无不以桂附为主，余如香燥温补
之剂，亦常同用，病家亦非温药不服。余居吉安三
月，凡遇温热病为用辛凉，阴虚症为用滋润，病家问
药，店中知是凉药便不敢服，至死不知悔悟，其愚实
属可悯。有老学究刘姓者，年五十余，娶补房，年二
十余。凡近内时，稍一动念，精便先泄，不能自主。
日对佳冶①不能忘情而不能尽情，自疑肾虚，服八味

① 佳冶：指娇美妖冶的女子。

等汤数百剂，未能稍效。吾为诊之，因诘之曰：先生有大拂意事，心思不遂，积久而成此病也，然乎否乎？曰：然。余曰：肝脉弦，心脉数，此肝因郁而生热，引动心火，心火一动则转借肝热下迫，逼精下出，与肾虚迥异，宜服温补不效也，为用疏肝气清心火之剂，并无苦寒之药，已畏其凉而不敢服矣。噫！吾亦无如之何矣。（《崇实堂医案》）

🌀**【评议】** 徐灵胎曰："症者，病之发现者也，病热则症热，病寒则症寒，此一定之理。"有是证则用是药，不可因世人喜进温补而心理受其干扰。此论中所提两例病案均为肝火所致，症情明确，然地域盛行温补，他医或自服药物均用之以温，真乃人参杀人无罪，大黄救人无功矣。案中姚龙光（《崇实堂医案》著者）所处吉安之地，专喜温补，有病无病皆常服药，药铺最多，生意极旺，令其担忧。余听鸿对药物的双刃性曾有精辟见解："药能中病，大黄为圣剂；药不中病，人参亦鸩毒，服药者不可不慎乎。"还认为"国家无事，不可论兵；人身无病，不可论药。一载动兵，十载不平；一日服药，十日不复。治国保身，俱一贯也。"有病则病当之，立方用药当唯病是求，如若不辨阴阳虚实，概而用之，非但无益于健康，而且会招致疾病。慎之慎之！

❀ 痰、气、食郁兼气血两亏治案 ❀

治庶母阴虚发热，气虚上喘，腹痛频频，饮食不进。又兼怒气伤肝，痰中带血。内候肝脉弦数，脾现结脉，余俱沉伏。是内有食郁痰郁气郁，而兼气血两亏者。自制二方：

黑蒲黄一钱　丹皮一钱五分　酒归全一钱五分　煨木香六分　苏子一钱五分　阿胶一钱，蛤粉炒　酒芎一钱　吴茱萸八分，甘草制　乌药八分　砂仁七分　青皮三分　酒胆草六分　炙草八分　石莲四分　面枳壳一钱　茜根一钱

生洋参一钱　茴香一钱　地骨一钱五分　青蒿一钱　茜根一钱五分　石斛一钱　巴戟一钱　川芎八分　砂仁四分　全当归八分　酒胆草六分　白术一钱五分　石莲四钱　炒黑侧柏一钱五分　麦冬一钱（《昼星楼医案》）

❀【评议】《昼星楼医案》为清末民国初期揭阳女医家孙西台（字言言）所著，是有详细临床治验记录的唯一女中医。孙氏精通脉诊，认为"研脉不透，难洞识乎根原"，临证诊断时常以脉象为主要依据，且用药平和，极少使用大热大寒、大补大攻之品。此案病情复杂，肝脉弦数，脾现结脉，余俱沉伏，孙氏认为内有食郁、痰郁、气郁，同时兼气血两亏，病因已明，郁者疏之，虚者补之，本案虽未出示两方之具体

服用方法，但其治则为补疏兼顾，标本同治，足资后学参究。

变通越鞠治气郁案

林妇　两手脉沉涩而弦，气郁为患，宗易思兰变通越鞠意，轻剂频服为宜。

桔梗八分　东茅术一钱　青皮七分　炒枳壳八分　六神曲一钱　酒抚芎八分　醋柴胡七分　制香附一钱　苏梗一钱　川朴七分　白蔻壳六分（《雪雅堂医案》）

●【评议】　此案宗明代易思兰治疗气郁之证，采用越鞠丸变通而取效。易氏谓："气有一息不运，则血有一息不行，欲治其血，先调其气。""人之一身，有气有血，气血调和，百病不生，一有怫郁，诸病生焉。"此均反映出其重视气机在人体的重要性，认为气郁为致病的根源，故而其医案中因"气郁"所致病症较多。且易氏并不拘泥于先贤和经典，独创畅卫舒中汤、和中畅卫汤、畅卫豁痰汤、四神汤等方剂，用药以川芎、神曲、香附、苍术、苏梗、枳壳、桔梗、甘草八味为主加减化裁，发展和完善了丹溪越鞠丸之精髓，此案即是效仿易氏之方，舒畅气机，调和气血为治。

郁怒伤肝小便不通案

常熟大河镇李姓妇　孀居有年，年四十余。素体丰肥，前为争产事，以致成讼，郁怒伤肝，后即少腹膨胀，左侧更甚，小便三日不通。某医进以五苓、导赤等法，俱无效，就余寓诊。余曰：此乃肝气郁结，气滞不化，厥阴之脉绕于阴器，系于廷孔①，专于利水无益，疏肝理气，自然可通。立方用川楝子三钱，青皮二钱，广木香五分，香附二钱，郁金二钱，橘皮钱半，官桂五分，葱管三尺，浓汁送下通关丸三钱。一剂即通。明日来寓，更方而去。所以治病先求法外之法，不利其水而水自通，专于利水而水不行，此中自有精义存焉，非浅学所能领略也。（《余听鸿医案》）

⊛【评议】《余听鸿医案》，原名《诊余集》，系晚清著名医家余景和（字听鸿，江苏宜兴人）所著，原书刊于中华民国七年（1918 年），民国二十三年（1934 年）更名为《余听鸿医案》。听鸿先生十分重视辨证，认为"治病以识证为第一"，"治病之方法，先要立定主见，不可眩惑，自然药必中病"，是其多

---

① 廷孔：指女子阴道口。

年行医之心得。此案郁怒伤肝，肝气郁结，气机阻滞，使膀胱气化受阻，清浊升降失调，导致小便不通。《灵枢·经脉》篇云："是主肝所生病者……遗溺，闭癃"，说明肝用失权可致癃闭，前医见症小便不通，即以五苓、导赤予之，俱无效，余氏诊之，虽症见小便不通数日，但少腹膨胀，左侧更甚等气滞偏著，考虑病变重心在肝，治疗应疏肝理气行滞为主，佐以通关丸等滋肾通关，一剂即通，正所谓"不利其水而水自通，专于利水而水不行"。此处所用通关丸，又名滋肾丸、滋肾通关丸，出自《兰室秘藏》，方由黄柏、知母各一两，肉桂五分组成，治"不渴而小便闭，热在下焦血分也"。方中黄柏、知母清下焦热，肉桂下行而入肾，能走能守，既可补下焦之真火，又可引浮越之虚火归藏于肾。先生之案，语言朴实，简单明了，诲人于潜移默化之中，令人不得不拍案叫绝。

🎋 不惑之妇遍体发热案 🎋

西乡丁巷丁妇，早年孀居，膝下乏嗣，年近不惑，遍体发热，虽严寒之时，袒裼裸裎①，喜帖冷处，

---

① 袒裼裸裎：指脱衣露体，没有礼貌。袒裼，露臂；裸裎，露体。

他医投清凉药不效，已数年矣。先生以为心肝之郁火，方用羚羊角、珠粉研末，及元参、合欢皮、盐水炒远志、郁金等解郁之品，约服二十余剂，而完全不发热矣。（《医验随笔》）

● 【评议】 发热，为临床上许多疾病常有的主要症状。究其原因，不外乎外感和内伤两个方面。中医对其治疗本应遵循辨证施治的原则，但此案患者遍体发热，数年间他医多投清凉药不效。先生审其不惑之年，孀居乏嗣，遍体发热，清之不应，断为心肝郁火，热入血分，以羚羊角泻心、肝二经，兼气血两清，佐行气解郁、滋阴降火之品，二十余剂而愈。可见得临床治疗重在辨证，若能抓住病机特点，药中肯綮，每每获效。

🌸 气郁喘嗽案 🌸

典史①宋晓岚，同乡也。丙辰春，与余同携眷入秦。将至临潼，其孙女甫周岁，坐车为雨泥所滑，女失手坠车下，轮辗其腹，顷刻而毙，亦气数也。其媳以恸女故，日切悲哀，兼介人，安土重迁，乡思颇切，晓岚尤吝于财，虽宦游而饮食衣服不遂妇愿。至

---

① 典史：官名，掌管文书收发等事。

夏忽患胸胁大痛，喘嗽不宁，饮食俱减。晓岚来求治余，诊其左脉弦而牢，右寸坚而滑，知为气郁，乃以左金丸合颠倒木金散进。二服后，吐痰涎数碗，再视之，则左少软，而右亦渐平矣。因以逍遥散加木香、青皮等叠进之，半月后始就平复。因劝晓岚曰：儿女情怀，须少宽假。前日之病，久则成癫，若不去其痰，遥遥千里，携带而来，竟成废人，不悔之甚乎。晓岚遵之，辞色稍温，三月后，如居故土矣。（《醉花窗医案》）

◉【评议】《醉花窗医案》系清代王堉（字蓉塘，号润园，山西介休人）所著，其辨证多从主症、兼症、脉诊三方面入手，尤重脉诊是其特色。在"诊脉如审案"篇中重点论述了其脉诊特色："吾尝谓诊脉，须合三部十二脏腑，参考而斟酌之，方有定见。若诊寸而忘尺，诊右而忘左；滑则治其痰，数则去其火，虽有小效，亦难去病，况审之不清，而未必效乎。俟高明斟酌之。"可见其诊脉之仔细，只有认真诊查脉象，推敲脉理，才能做到胸有定见，谨守病机。此案症见胸胁大痛，喘嗽不宁，饮食俱减，王氏诊其左脉弦而牢，右寸坚而滑，知为气郁，乃以左金丸合颠倒木金散（又称木金散，即木香、郁金也）进二服后，吐痰涎数碗，再视之，则左稍软，而右亦渐平矣。因以逍遥散加木香、青皮等迭进之，半月后始就平复。医案详细记录了脉象变化，王氏重脉可见一斑。

🌸 肝郁气逆脉不应病变案 🌸

同谱王丹文茂才之父，余执子侄礼。少游江湖，权子母，工于心计，故握算持筹资无少缺。晚年出资在永宁州生息，忽为典商负千金，州郡控诉，未获归赵，忧郁而病，兼家务多舛，遂得气逆症。腹满身痛，转侧不安。他医投补剂，转增剧。丹文邀余诊视，其脉多伏，惟肝部沉坚而涩，且三二至辄一息。知为肝郁，因以苏子降气汤合左金丸，进三服而气稍舒。又视之，肝部有长象，又益颠倒木金散进之，十剂后，腹减而气舒，饮食进，精神作矣。一日留晚餐，座中仍令诊之，脉息如故，余未便明言，归语家人云：三伯肝脏已绝，病恐不起。家人曰：已愈矣，何害？余曰：此脉不关此病，此病易愈，此脉不可转也。况见肝脏，必死于立春前后。家人以余故神其说，置不信，余遂北上。至冬病作，竟医药无效，于腊月廿四日终于家。余由京归，家人语其事，咸诧异焉。(《醉花窗医案》)

● 【评议】《素问·平人气象论》提出了"真脏脉"的概念："人以水谷为本，故人绝水谷则死，脉无胃气亦死。所谓无胃气者，但得真脏脉，不得胃气也。所谓脉不得胃气者，肝不弦、肾不石也。"真脏脉出现多提示病情危重，多预后不良或死亡。此案肝部沉坚而涩，且三二至辄一息，即《频湖脉学》所谓"肝绝之脉，循刀责责"之肝的真脏脉也，虽然患者病情缓解，但是脉象没有变化，故根据脉象可以推断出患者的死亡时间，可见王氏对脉学的研究功力非常深厚。

❀ 气郁吐逆案 ❀

同乡张文泉司马，于余为同谱弟，丙辰春，先后入秦需次，公余则酒宴过从，其戚乔其亦介人，为楚郧阳府经，以提饷来秦，馆于文泉之室，文泉厚遇之。而乔鄙甚，饮食之外索洋烟，洋烟之外索衣服。又索小费。文泉稍拂之，则裂眦负气。久而不堪其扰，拟遣之去，又以军饷未齐，迟迟两月，临行诟谇①百端，几乎握拳相向。文泉素讷于言，不能发泄，心甚恚之。一日由咸宁过余，余留晚餐，言次文泉含

---

① 谇（suì 岁）：责骂。

泪欲滴，余劝以不仁之人无可计较，既去矣，置之可也。文泉归馆，则气急腹痛，呕吐大作。急遣车邀余，至则痰涎溢地，犹张口作吐状，汗出如流，面带青色。诊之，则六脉俱伏。乃曰：此气郁而逆也，甚则发厥，急命捣生姜汁半碗灌之，刻许而吐定，然胸腹闷乱，转侧难安。乃以越鞠丸合顺气汤进之，至天明而腹舒，仍命服顺气汤，三日而愈。（《醉花窗医案》）

●【评议】 朱丹溪言："郁病多在中焦，中焦脾胃也，水谷之海，五脏六腑之主，四脏一有不平，则中气不得其和而先郁矣。"此案病起郁怒，肝气结聚而不得发越，中焦脾胃功能失常，郁而上逆而见气急腹痛，呕吐痰涎，乃"积郁之处，必多痰滞"之故。越鞠丸中香附疏肝理气治"气郁"，川芎活血祛瘀治"血郁"，山栀泻三焦之火治"火郁"，苍术燥湿运脾治"湿郁"，神曲消食导滞治"食郁"，唯"痰郁"多由脾湿所生，亦与气、火、食有关，气机流畅，诸郁得解，则痰郁亦随之而消。费伯雄《医方论》曰："凡郁病必先气病，气得流通，郁于何有？……郁者香附为君，湿郁者苍术为君，血郁者川芎为君，食郁者神曲为君，火郁者栀子为君。"由此观之，方中五药，又当根据"六郁"侧重点不同，均可成君药，洵

"用之中的，妙不可言"。本案在此方基础上加用顺气汤（柿蒂、丁香两味），两方俱周到熨帖。

气郁脾馁案

读《医宗必读》一书有治病不失人情论一条。可谓老成练达，道尽医家甘苦。吾乡张公景夷之弟，素短于才，在湖南作贾。年余而归，益无聊赖，兼嗜洋药①，一切衣物日用，仰给于兄。性近侈，私累丛集，又不恭厥兄，终日愦愦抱闷气，食不沾荤，而糖饴瓜果之类，时不离口。辛酉夏因而成疾，其兄延余诊之，六脉平和，惟左关滑，右关弱，乃气不伸而脾馁候也。因投以逍遥散。其兄以为颇效，而病者不任也，乃入城投荣医者治之。荣素迂滞，问其形症，且恐货药无钱，遂以病不可为辞焉。张归则涕零如雨，其母素溺爱，亦以为不复生矣，举家惊啼。日诟谇，景翁不得已，又请余治，情辞急迫，乃曰：荣某以舍弟病为不起，请决之，如真不可为，身后一切好预备也。见其景象，本不欲诊，以景翁诚恳相求。又诊之，则脉象如故。乃告其家人曰：此病此脉，万无不好之理，如别生他证，余不敢保，若单有此病，勿药

① 洋药：即鸦片烟。

可愈，如有错误，当抵偿也。荣某以庸术吓人，勿为所惑。景翁颇喜。而其弟则大拂意，奋袂①而出。景翁嗟悼再三，问何以处？余曰：此虽弱冠，其心反不如聪明童子，但日给钱数十，令其游行自在，无拘无束，三两月必无虑矣。景翁如言听之，病者日日入城，颓然自放，不两月病瘥而更胖矣。景翁始信余言之不谬。即其弟亦自云悔不听余言，致多费也。余笑而鄙之。（《醉花窗医案》）

🌸【评议】 明代医家李中梓（《医宗必读》作者）有治病不失人情论一说，是其根据《黄帝内经》所言发挥而著，王堉可谓深得各中三昧。《不失人情论》曰"大约人情之类有三：一曰病人之情，二曰旁人之情，三曰医人之情。"医生应做到之一为不失病人之情，除了一般诊察外，还必须了解患者的禀赋、性格、心理特征等，只有针对病人"动静各有欣厌，饮食各有爱憎"，"性好吉者，危言见非，意多忧者，慰安云伪"，方能做到因势利导。此案患者终日愤愤抱闷气，食不沾荤，糖饴瓜果，时不离口，因而成疾。王氏诊之六脉平和，唯左关弱，乃气不伸而脾馁候也，勿药可愈。令其游行自在，无拘无束，不两月病瘥而更胖矣。治

---

① 奋袂：举袖也，愤激之状。

病需"因人制宜",不药亦可愈病,信然。

气郁痰壅案

医士郭梦槐之妻,以家道式微,抱郁而病,发则胸膈满闷,胃气增痛,转侧不食。郭以茂才设童蒙馆,而赀不给饘粥,见其妻病,以为虚而补之,病益甚,乃来求余,诊其六脉坚实,人迎脉尤弹指,因告之曰:此气郁而成痰也,则发头晕,且增呕逆,久而胃连脾病,恐成蛊。郭求一方,乃以香砂平陈汤加大黄、枳实以疏之,二服而大解,病若失矣。(《醉花窗医案》)

同谱弟张月谭之姊,所适非人,贪而好气,以故时增烦闷,久而生痰,又久而积食,因之精神萎顿,饮食不思,膈满肚胀,自以为痨。一日同入城,月谭邀余诊之,则脉象沉伏,按之至骨而后见。告曰:此气郁痰也。胃气为痰气所壅,则清阳不升,浊阴不降,而头晕目眩,项粗口干,腹满便秘,诸症交作矣。病者称是。乃进以胃苓承气汤,二服后,下秽物十数次。又往视之,病者再三称快。命再一服,即继以香砂六君丸,不及半斤,当健壮倍于昔日矣。(《醉花窗医案》)

🌀【评议】 王堉（《醉花窗医案》作者）认为风寒暑热，饮食劳倦，内因外因，病各有一定之证，一定之脉。唯痰之为病，奇奇怪怪，实有千变万化之势，并提出："凡不可名状，无从考核者，大抵皆痰为之也。"从而为许多临证怪病奇症的论治开拓了新的途径。上两案，一者胸膈满闷，胃气增痛，转侧不食，以为虚而补之，病益甚；一者精神萎顿，饮食不思，膈满肚胀，自以为痨，王氏诊之均考虑气郁，为痰所壅，投药即效，审证切脉，辨证准确，令人叹服。

🏵 木郁达之治肝痹案 🏵

右　肝痹气滞，得食腹胀，甚则遍体酸痛，头痛寒热，脉不畅。宜宗《内经》木郁达之立方。

银柴胡一钱　赤芍三钱，酒炒　台乌药三钱五分　广木香三钱五分　春砂仁一钱　四制香附二钱　大腹皮洗，三钱　车前子三钱，绢包　枳壳三钱五分　苏梗三钱五分　炙鸡金三钱，去垢　沉香曲三钱，绢包 (《曹沧洲医案》)

🌀【评议】 肝痹之名始见于《黄帝内经》，《素问·痹论》曰："肝痹者，夜卧则惊，多饮数小便，上为引如怀。"为五脏痹证之一。主要症状为头痛，夜睡多惊梦，渴饮，多尿，腹胀，腰痛胁痛，足冷等。此案症见得食腹胀，甚则遍体酸痛，头痛寒热，脉不畅，根据方中大腹皮、车前子等利水药物使用，推测当还有腹水等症。曹沧洲宗《黄帝内经》"木郁达之"立方而治。"达"的含义，各家说法不一，如《素问·病机气宜保命集》曰："木郁达之。所谓达者，令其条达也。"《黄帝素问直解》曰："五行之气贵得其平，故木郁则达之。达，通达也。"《黄帝内经素问集注》曰："木郁则舒达也。"《证治汇补》曰："此木郁也，治宜达之。达者，通畅之义。"可见大致意思是一致的，即顺应木性，使之通畅调达。张景岳一言以蔽之曰："但使气得通行，皆为之达"，是深切经义的。

气郁伤肺案

右　始病气郁，近增惊恐，脏气大为所困，肉脱面皖，咳嗽气急，动作无力，脉虚弦。眼灼盛衰不定，七情为病，理之不易。

干首乌四钱　青盐半夏三钱五分　蜜炙紫菀七分　川断一钱，盐水炒　鳖甲心四钱，水炙　川贝二钱，去心　款冬花三钱五分，蜜水炙　茯苓四钱　功劳子三钱　生蛤壳一两，杵，先煎　冬瓜子五钱　橘白一钱　生谷芽五钱，绢包（《曹

沧洲医案》)

❀【评议】《医学入门》曰："惊扰气郁，惕惕闷闷，引息鼻张，气喘，呼吸急促而无痰声者"，与本案的病因、病位和症候颇相吻合。观其处方，半夏、紫菀、川贝、款冬、冬瓜子、橘白等，意在宣肺化痰以解肺郁。

❀ 气郁血滞经阻案 ❀

张　气郁，血滞经阻，寒热，近又咳嗽，腹不舒，脉软弦细。积病深远，非易速效。

制鳖甲四钱，先煎　丹参三钱　台乌药三钱五分　川贝三钱，去心　功劳子三钱　芫蔚子三钱　炙鸡金三钱，去垢　冬瓜子七钱　川石斛三钱　鸡血藤膏一钱，研冲　陈佛手一钱　川断三钱，盐水炒　生熟谷芽各五钱，绢包（《曹沧洲医案》）

❀【评议】气与血为维系人体生命活动的重要物质，不仅常需充盛，尤贵于通调，只有气血流行不息，环周不休，才能奉养生身。郁证初病在气，久病必及于血，形成气滞血瘀。然瘀血阻络亦可导致气滞不行，进一步加重了气滞，如此恶性循环，终成难疾。当遵《素问·至真要大论》"疏其血气，令其调达"及"血实宜决之"之宗旨，气血同调最为相宜。若专事疏理气机，必力所不及。临证应权衡气滞与血瘀孰轻孰重，或以行气为重，或以活血为主，或理气、活血并重，方能奏效。本例积病深远，非易速效也。

🌸 肝阴亏虚郁热内结案 🌸

肝为刚脏，主疏泄。平素肝气不舒，夏秋伏暑，暑病发热，热久而转疟，疟未透达，邪郁肝亦郁矣。今已霜降后，伏暑渐清，而肝气仍郁，郁乃生热，经停胁胀，何一非肝阴亏而邪热之内结欤？大旨以滋养为涵濡肝木之本，开郁为宣通肝木之用，消遣怡养，自可渐愈。

苏梗　白蒺藜　料豆皮　黑栀　橘核　川楝皮原生地　丹参　赤苓　鲜佛手（《上池医案》）

🌸【评议】　本案乃内伤外感同病。患者平素肝气不舒，肝主疏泄，喜畅达，肝郁邪亦郁，邪郁日久，郁乃生热，灼伤肝阴而致诸症发生，故予生地、料豆皮滋养肝阴，苏梗、白蒺藜、鲜佛手、橘核宣通肝木，黑栀、川楝子、丹参、赤苓清泄肝火，一滋一宣一清，相得益彰，再嘱患者怡情养性，久疾自可向愈。

🎀 肝火郁于胃中治案 🎀

嘉定王佩玉令姊，肝火郁于胃中，不得条达通畅，以致作胀攻卫作响，注于大肠，则为泄泻，脉息弦数，经事不至。此乃木郁土中，理宜扶脾疏肝之药。

香附　山栀　黄芩　枳壳　广皮　白术　厚朴青皮　白芍　水煎（《沈氏医案》）

🔘【评议】《沈氏医案》为清代沈璠（字鲁珍）所撰，清乾隆年间上海名医。其用药主张去痰清火，于医理多宗《黄帝内经》之旨，但不拘泥古法。本案乃木乘土之证，得之肝郁化火，中犯胃分。药用扶脾疏肝，诚属对证之治。

🎀 郁痰郁火八例治案 🎀

娘娘，肝家之火，郁而不舒，煅炼津液成痰，随火上升咽噎之间，结成有形之象，升降无时，上升则头眩耳鸣，降下则两足麻痹而热，脉息左手弦数，右手带滑且大，此乃郁痰郁火症也。理宜和胃、豁痰、清肝之药治之，并忌醇酒厚味，戒恼怒为要。

川连　黄柏　石膏　半夏　广皮　香附　山栀

桔梗　甘草　瓜蒌　夏枯草　加姜煎

　　丸方加贝母夏枯草汤法（《沈氏医案》）

　　寿南兄，去冬感受寒邪，背脊恶寒，寒束其火，不得疏泄，流注于胸胁之间，攻冲于胃，或痛或不痛，寒热似疟，此冬令寒邪，至春发越，故为寒热也。误用参芪白术，闭其腠理，邪气内伏，故寒热虽止而不清，肺家则为咳嗽，脉息洪大而弦。此内火郁而不舒，理宜豁痰理气疏肝之药治之。连进数剂，自然全愈矣。

　　柴胡　茯苓　甘草　枳壳　半夏　青皮　广皮山栀　香附　前胡　加姜煎（《沈氏医案》）

　　海宁徐南宾，胃中郁痰郁火，纠结不清，阻其道路，胸膈不宽，食物入胃，难以运化而作胀，流于四肢则为麻痹，达于肌肉，则发红瘰。而肌肉跳动不止，胸中时觉冷气上升者，此热极反寒，反兼水化之制也。脉息左手沉弦，右手滑大，此胃中郁痰郁火，纠结不清之故也。宜先服滚痰丸三钱，继以豁痰清火之药治之。

　　半夏　广皮　莱菔子　香附　山栀　石膏　瓜蒌黄柏　牛膝　蒺藜　天麻　加姜煎

　　又郁痰郁火，湿热为病，用豁痰清湿热之药，病已去其大半。目下秋令收敛之时，速宜驱逐胃中痰饮湿热。仍以滚痰丸二钱，淡姜汤下，逐其痰积，从大便而出。再服豁痰清湿热理气之药，一交冬令，病蒂可却矣。

半夏　广皮　香附　山栀　天麻　瓜蒌　厚朴石膏　枳壳　黄柏　茯苓　用木通汤法丸（《沈氏医案》）

崇明黄士端，肝火郁于小腹，外为寒凉所遏，不得伸越，以致结成有形之象，稍有所触，上干肺家而作痛，攻冲不宁而呕逆，脉息左手沉弦带数，右手沉滑有力。此肝家有郁火，胃中有痰饮也。理宜清肝火，疏肝气，和胃豁痰之药治之。

半夏　广皮　香附　山栀　黄柏　桂枝　青皮莱菔子　加生姜煎

黄士端后案，气结于小腹之右边，有形一条坚硬。此系外受寒邪，郁其肝火，不得疏泄，遇冬令潜藏之月，火气内伏，稍触寒邪，则上干于胃，而胸膈胀满。当以疏肝和胃清火之药为治。

苏子　桂皮　沉香　枳壳　黄柏　香附　山栀青皮　半夏　橘红　瓜蒌　莱菔子　加姜煎（《沈氏医案》）

嘉善胡天球，抑郁不舒，气道不通，外为寒邪所郁，郁久生痰，阻滞经络，周身肌肉麻木，上升则头眩晕，冷汗时出，脉息左手沉弦带数，此肝气郁而不舒也。右手滑大有力，此胃中有湿痰也。理宜开郁豁痰，疏肝之药，并忌醇酒厚味等物。

半夏　广皮　苍术　厚朴　香附　黄柏　天麻木通　山栀　枳壳（《沈氏医案》）

士老向有痰火，郁于胃中，上升则眩晕，不得疏泄，则嘈杂似饥。上烁肺金，则痿软乏力。散于四肢，则手足心烦热。脉息沉数带滑，右关尤甚，此系胃中郁痰郁火，所以结成有形之物。理宜豁痰清火理气之药为治。

半夏　广皮　天麻　钩藤　枳壳　川连　夏枯草石膏　麦冬　山栀（《沈氏医案》）

黄江泾沈上林令堂，娘娘受病之原，得之恼怒，抑郁之于胃中，煅炼津液成痰，随肝火上升于结喉，皮里膜外，结成痰块，气滞而日渐以大。《内经》云：荣气不从，逆于肉里乃生壅肿。因气滞而痰凝不散所致也。脉息左手沉弦，右手关部独见沉滑。肝家有郁气郁火，胃中有胶痰纠结，理宜理气豁痰之药为治，并忌醇酒厚味等物。

半夏　广皮　莱菔子　蒌实　枳壳　香附　山栀黄芩　夏枯草　白芥子　青皮

丸方加海石竹沥生姜（《沈氏医案》）

崇明施锦，据述病情因食面物之后，冷水洗浴，而当风卧，其食停滞于胃，虽消化，而无形之气，尚未消散。后复因恼怒抑郁，其肝气不得疏泄，食物为之阻滞，误为真火衰弱，服八味，艾火灸，其胃脘内郁之滞气，得桂附之性，暂为宣通，似乎相安，而实胃家之郁滞愈结。因脾胃在右，故右边独阻格，左边通畅者，因肝气郁于肺胃之中，故左通而右塞也。饮食过度，壅塞气道，结成有形之块，居于脐上，郁久成火，上冲于头，故右边头上汗出而不止，以手摩摸，气散而下行，其块消而汗止。此乃肝气郁而不舒，假气以成块，气有余便是火，上冲则汗出，降下则汗止。此木郁于脾土之症也，理宜疏气和脾胃，降冲逆之火，自然平安矣。

香附　青皮　山栀　广皮　半夏　茯苓　莱菔子厚朴　黄柏　加生姜　砂仁煎

病久，汤药一时不能奏效，当以扶脾疏肝降火丸药服之。

丸方：白术　广皮　半夏　茯苓　香附　青皮山栀　黄柏　厚朴　砂仁　用荷叶煎汤法丸（《沈氏医案》）

❀【评议】　沈鲁珍在学术上擅用豁痰清火之方而闻名。他治病虽主张"元气宜补，邪气宜去，寒热温凉，随病而施"，却反对多事温补，并依病机十九条，认为疾病"属火热者多，属寒者少，用药治病，宜体《内经》之意"，因而"用药大抵豁痰清火之方十之有六七"。以上各案之发病，均缘于胃中郁痰郁火，气机升降失常，所以多结成有形之物，故治以理气豁痰清火。纵览各案之用药，大抵用半夏、广皮、枳壳、香附、山栀之类理气豁痰清火，疏肝理气加柴胡、青皮，清利湿热加茯苓、黄柏，行气燥湿加厚朴、苍术，清热涤痰加瓜蒌、莱菔子。用药精当，后学者可备一用。

🌿 加味温胆治郁案 🌿

渭兄，受病之源，得之平素多思多郁，思则气结，肝气郁于脾土之中，不得疏泄，下注肛门而发痔。肝为藏血之脏，血得热而妄行，郁火妄动，扰其血分而下注。去血之后，面色自然㿠白。肝主疏泄，肝火扰其精房则梦遗。脉息沉弦带数，夜卧则口干烦躁，此郁火熏蒸也。语言响亮而不怯弱，饮食有味，多则作胀，此肝气郁于脾土之中，不得疏泄之故也。种种诸端，皆属肝气抑郁。时当冬令潜藏之月，正木火藏伏于内，不得泄越而致病，理宜加味温胆汤为治。

半夏　广皮　枣仁　黄柏　香附　枳壳　山栀
青皮　钩藤　甘草　加姜（《沈氏医案》）

❀【评议】　温胆汤首见于南北朝姚僧垣所著的
《集验方》，后为《备急千金要方》和《外台秘
要》引用，到宋代陈言在原温胆汤基础上加茯苓、
大枣进而形成为新的温胆汤，并作为十大名方而沿
用至今。温胆之命名，并非是其性温热而治胆腑寒
邪为患之证，乃治胆之痰热，使胆气温和如常之
意。故罗东逸说："和即温也，温之者，实凉之
也。"本方治症，多因情志抑郁气滞生痰，痰热内
扰，胆失疏泄，胃失和降所致，中医辨证属痰热内
扰，胆气不宁者，均可加减使用。此案即是在温胆
汤基础上加味以治郁，叙病简要清晰，理法方药俱
到，非绩学者不能。

❀ 郁火误用补涩案 ❀

嘉兴杜景山，景老胃中有痰，肝家有火，下注精
房而为梦遗，误用温补涩精之药，痰火壅塞，下行熏
灼血分，而为便血。血虚不能荣润大肠，则大便燥。
痰火上升于头，则眉发为之脱落；肝火下注，则小便

频数。种种诸端，皆属痰火郁于胃中，误用补涩之药，无从发泄，而诸症蜂起。时交相火司天之年，夏令炎热之月，所以脉息左手弦大，右手滑大。理宜暂用豁痰清火之药，以治其郁结，俟爽之后，再以滋阴药为善后计。

煎方：半夏　广皮　瓜蒌　山栀　黄柏　石膏　黄芩　连翘　滑石　枳壳　甘草

丸方：二陈加　黄柏　黄芩　连翘　蒌仁　花粉　生地　石膏　枳壳（《沈氏医案》）

【评议】　胃中有痰，肝家有火，痰火郁于胃中，误用补涩之药，无从发泄，诸症蜂起。又值夏季炎热之时，用药最难恰好，先以豁痰清火开其郁结，俟爽后再拟滋阴补液为善其后，用药次第有序，效验可期。

肝胃两实案

胃中有胶痰，肝家有郁火，肝主疏泄，其火上升，则头角多汗。肺胃居右，其火旁流，则两手亦多汗。胃为贮痰之器，得肝火煎熬津液成痰，胶固难出，得火之上升，其痰随之而出。自觉畏冷，此热极似寒，非真寒也。肺主皮毛，主宰一身之气，而外卫皮毛，稍有不足，其邪易于侵袭。痰气流于四肢，则手指麻痹。肝气下流于阴囊，无从疏泄，则肾子胀痛。上升则有头晕、目眩、耳鸣等症。诊得脉息左手弦大不静，此肝火之妄动也。右手滑大有力，关部尤甚，此胃中有胶痰，肺气壅滞不行，故胸膈不宽而胀闷，得气展舒运化，则觉舒适。种种见症。皆属痰气凝结，肝火郁而不得条达通畅之故也。先宜豁痰理气降火之药，使气行而不滞，火降而不升，庶不致猝然颠仆而成类中也。又恐其痰气留结而为噎膈反胃之症，故不得不防微杜渐，而预为筹画也。

煎方：二陈　山栀　黄连　枳壳　香附　青皮天麻　钩藤　甘草

丸方：二陈　茯苓　青皮　香附　山栀　黄连瓜蒌　莱菔子　天麻　砂仁　生姜　钩藤汤法丸

又培本丸　六君子汤加　黄连　香附　天麻　钩藤汤法丸（《沈氏医案》）

●【评议】"胃中有胶痰，肝家有郁火"，病属有余，有余者泻之。《黄帝内经》云：木郁则达之。盖木火之性贵乎疏通，故以二陈汤加味解郁疏肝，清热化痰。又恐其痰气留结而为噎膈反胃之症，故不得不防微杜渐，予六君子汤加味宁中州为主。纵观是案，论病头头是道，分析入微入细，非名家老手不办。

泄少阳补太阴治郁案

高（廿二）　潮热腹痛，经事愆期，脉象沉弦，气冲欲呕，此属肝郁，木不条达，宜泄少阳，补太阴，进逍遥方。

柴胡七分　郁金一钱　制香附三钱　当归一钱五分　丹皮一钱五分　茯苓三钱　炒白芍一钱五分（《也是山人医案》）

●【评议】《也是山人医案》为清代也是山人撰，其案大多用药颇精炼，配伍比较活泼。此为逍遥方泄少阳补太阴治郁案，利以解其郁，健中以补其虚。

郁热生痰治案

严三三　情志隐曲不伸，五心之阳皆燃，蒸痰阻咽，频呃嗳气，纳谷脘中不爽，在上清阳日结。拟治肺以展气化，不致气机郁痹。

鲜枇杷叶三钱　郁金一钱　桔梗一钱　杏仁三钱　栝

蒌皮一钱五分　黑山栀一钱五分　川贝母二钱（《也是山人医案》）

⚫【评议】　隐情曲意不伸，是为心疾。此案痰阻咽喉，频呃嗳气，纳谷不爽，乃上焦不行，中焦不通，都属气分之郁也。然气郁必热，热必生痰，陈腐黏聚，气阻痰滞，当苦以降之，辛以通之，佐以利咽。值得留意的是，"治肺以展气化，不致气机郁痹"，这是处方的着眼点，乃肺主气，治节一身故也。又此处当注意（鲜）枇杷叶的使用，枇杷叶味苦性微寒，归肺胃经，有清肺止咳，降逆止呕的作用，为临床常用药，常用剂量干品 6～12g，鲜品 15～30g，其化学成分为苦杏苷、橙花椒醇等，超出常规剂量可能引起机体毒副作用，其副作用主要为苦杏仁苷在消化道内被微生物酶逐渐分解产生微量的氢氰酸。此外，尚有鲜枇杷叶毛所致严重喉头水肿的相关报道，临床使用时当予以警惕。

🏵 清散共用治郁火案 🏵

蔡三八　中怀郁勃，气不展舒，脉数脘痹，头目如蒙，胸胁隐痛，寤而少寐。此属郁火，宜当清散。

桑叶　郁金　连翘壳　羚羊角　栝蒌皮　青菊叶

淡豆豉（《也是山人医案》）

❀【评议】 此案头目如蒙，胸邪隐痛，并见脘痞，寤而少寐，此由情怀郁勃所致，气郁不舒，木不条达故也；兼之脉数，肝郁成热矣。从郁热治，宜清宜散，用药恰到好处。

❀ 肝郁夹痰阻胃案 ❀

上海道袁海观，因事忧郁，胸腹胀满不舒，纳谷不易运化，口干苔腻，神倦嗜卧。延余诊之，脉极沉细。此肝郁挟痰阻胃，气失通降。治必条达肝气，渗湿清热，令胃和自愈。方用川芎八分，香附钱半，黑山栀钱半，焦茅术一钱，六神曲三钱，石斛三钱，川贝三钱，南沙参四钱，陈皮一钱。连进六剂而愈。（《孟河费绳甫先生医案》）

❀【评议】 费绳甫先生，名承祖，原籍江苏孟河，系一代名医费伯雄之长孙、御医马培之之甥。其在学术思想上崇尚东垣、丹溪，但认为东垣虽重脾胃，却偏于阳；丹溪主张补阴，尤着重肾阴，但弊在苦寒滋腻。费绳甫提出脾虚补脾，肾虚补肾，唯必须胃气调和者相宜；若胃气不和，则滋补肾阴，徒令凝滞，温补脾阳，反劫胃阴。费氏临证以擅治虚劳和疑难杂证著称，理虚时尤重益胃养阴，以养阴派见称。本例因忧郁致肝郁夹痰阻胃，气失通降，而见胸腹胀满，纳谷不馨。用丹溪越鞠丸加益阴之品，服六剂而愈，方轻意重。

🌸 郁伤肝脾治案 🌸

苏　郁伤肝脾，土乏健运，木失疏达，乃水谷之精微滞而为湿为痰，兼之营卫不和，寒热往来，胸膈痞闷，饮食无多，皆由多郁致病也。

生香附一钱半　抚芎劳一钱半　紫川朴八分　茅苍术一钱半　生山栀五枚　六神曲一钱半　水法夏一钱半　广郁金钱半　茅山术一钱半　家苏叶八分　白茯苓二钱　玫瑰花八朵　（《阮氏医案》）

🌸【评议】　朱丹溪尝谓："气血冲和，万病不生，一有怫郁，诸病生焉。故人身诸病，多生于郁。"试观本例，病起于怫郁，遂令肝脾受伤，木失条达之性，脾失健运之职，如是则"六郁"（丹溪语）成矣。方用越鞠丸加味，可谓抓住要害，切中肯綮。

🌸 脾气郁结木不条达案 🌸

尤　脾气郁结，木不条达，湿闭经阻，腹痛背胀，口苦，食入饱闷呕恶，有时稍觉怕寒，手足心燔灼，法宜开郁，佐以疏湿为治。

汉苍术_{钱半} 生香附_{钱半} 生山栀_{五枚} 川紫朴_{八分} 小川芎_{钱半} 六神曲_{二钱} 家苏叶_{八分} 水法夏_{二钱} 赤茯苓_{三钱} 玫瑰花_{一钱} 淡吴萸_{六分} 水云连_{六分}（《阮氏医案》）

● 【评议】 脾湿郁结，木失条达是本例的病理症结所在，是以运脾湿，疏肝木是不易治法，处方用越鞠丸、半夏厚朴汤、左金丸合化，遣药恰到好处，可获效机。

🏵 越鞠左金合化治肝火犯胃案 🏵

尤 七情怫郁，气不舒畅，致郁热湿浊上蒸，心下燔灼悸动，似乎微痛；或木火凌胃，刻饥嘈杂。治法不外乎宣通解郁。

生香附_{钱半} 抚芎劳_{八分} 白茯神_{三钱} 紫石英_{三钱} 六神曲_{钱半} 南京术_{钱半} 水法夏_{钱半} 水云连_{八分} 生山栀_{钱半} 绍紫朴_{八分} 家苏叶_{八分} 淡吴萸_{八分}（《阮氏医案》）

● 【评议】 本处方为越鞠丸合左金丸化裁。盖两方皆出自朱丹溪《丹溪心法》，越鞠丸为治气、血、痰、湿、食、热"六郁"主方；左金丸治肝火犯胃而见吞酸嘈杂。用于本例，正合病机。

肝脾郁结闭经带下案

柳　肝脾郁结，脉涩经停，背胀腹痛，带浊下流。理宜分清化浊，调和气血为主。

川草薢三钱　白茯苓三钱　九节蒲八分　泽兰叶一钱半　台乌药一钱　益智仁一钱半　甘草梢八分　广山漆一钱　软柴胡八分　小青皮八分　西琥珀八分　玫瑰花五朵（《阮氏医案》）

【评议】　本例罹患闭经、带下两种病证。闭经是由肝脾郁结，气血瘀滞所致，故方中用泽兰、琥珀、柴胡、青皮、山漆（三七）、玫瑰花疏肝解郁，活血通经；带下乃湿浊下流使然，故用草薢分清饮分清化浊。盖草薢分清饮由草薢、乌药、益智仁、石菖蒲、茯苓、甘草梢组成，功能温肾利湿、分清去浊，原治膏淋白浊。阮氏将其移用于妇人带下，可谓匠心独运，颇具巧思。

郁怒伤肝月经失调几成痨证案

仇　郁怒伤肝，情志不舒，少火变为壮火，久则累及心脾，真阴被烁，血海空虚，以致红潮失信，几成痨症。理宜安养怡情，是为妙法。

西洋参一钱　枣仁三钱　玫瑰花八朵　生香附一钱半

白茯神三钱　紫丹参三钱　合欢皮三钱　广郁金一钱半

远志筒一钱半　白归身三钱　生处术一钱半　炙甘草八分

（《阮氏医案》）

●【评议】《黄帝内经》谓"壮火散气，少火生气"。患者郁怒伤肝，久郁化火，此火实属致病因子的"壮火"。火伤心脾，真阴被烁，血海空虚，遂令经汛失信。以方测证，当兼心悸、不寐等症。久而久之，几成痨证。方用归脾汤化裁，加玫瑰、香附、合欢皮、广郁金疏肝解郁。患者实属《黄帝内经》"二阳之病发心脾，有不得隐曲，女子不月；其传为风消，其传为息贲者，死不治"的病证。

肝脾失和不孕案

程　忧思伤脾，郁怒损肝，致土失生化，湿阻中阳而腹痛。木不条达，血凝络脉而气滞。外致卫阳不和，时常怕寒。经来迟少，艰为孕育。治宜养血调经，佐以开郁疏气，斯为合法。

西当归三钱　川桂枝一钱半　炒处术一钱半　生香附

一钱半　炒川椒肉八分　玫瑰花八朵　酒白芍一钱半　炙甘草八分　淡吴萸八分　春砂仁八分　老生姜三片　大红枣三枚　白茯神二钱　元胡片一钱半（《阮氏医案》）

●【评议】　本例病证，其病因是七情内伤，病位在于肝脾，病机为湿阻中阳，木失条达，营卫不和，冲任虚寒，治用疏肝解郁、健脾运中、调和营卫、温暖冲任。堪称理明、法合、方妥、药当。

🧧 郁怒犯肝倒经案 🧧

江　郁怒犯肝，经不顺行，乃逆而上泛，故每从口鼻而出，拟以解郁调经、清络和营为治。

紫丹参三钱　白茯神三钱　大生地四钱　山栀炭三钱　广郁金一钱半　远志筒一钱半　湖丹皮一钱半　川牛膝三钱　紫石英三钱　紫降香八分　玫瑰花八分（《阮氏医案》）

●【评议】　本例为"倒经"，得之郁怒伤肝，肝气上逆，遂使经不顺行所致。治用解郁凉肝、引血下行为法，颇为合适，所用药物，亦甚妥帖。另，《中医妇科学》（4版教材）清肝引经汤（当归、白芍、生地黄、牡丹皮、栀子、黄芩、川楝子、茜草、牛膝、甘草、白茅根），可以互参。

郁怒伤肝瘀血积成癥块案

郑　郁怒伤肝，经水不调，瘀血凝滞络脉，积成癥块，气机被遏，上致胸膈胀痛，下致小腹刺痛，理宜通经活血，兼理气为治。

紫丹参三钱　红猩绛六分　玄胡片钱半　紫沉香六分　生香附钱半　湖丹皮钱半　川楝子钱半　杭青皮钱半　旋覆花钱半　粉赤芍钱半　当归须三钱　青葱管三茎（《阮氏医案》）

【评议】　郁怒伤肝，气血失却冲和，气滞血瘀为患，是以经水不调，癥块，胸膈胀痛，小腹刺痛诸症所由来也。阮氏针对病理症结所在，以理气解郁、活血祛瘀为治，方用《金匮要略》治"肝着"的旋覆花汤合金铃子散加味，药证合拍，效验有期。另，旋覆花汤中猩绛一味，现代多用茜草代替。

情志内伤致月事愆期案

鲍　青年寡居，心志不舒，忧思伤脾，郁怒损肝，乃血脏受病，而奇脉不和，以致月事愆期，带浊淋漓不止，兼之背胀腹痛，头目眩晕。若夫尚求药力，恐难奏效，必须静养怡情，可冀痊安。

全当归二钱　春砂仁八分　晒冬术二钱　炙甘草八分
玫瑰花八分　白茯神二钱　明天麻八分　抚芎劳一钱　酒
白芍二钱　生香附钱半　北柴胡八分　威喜丸三钱,吞送
(《阮氏医案》)

❁【评议】　方中威喜丸出《圣济总录》,由茯苓、
黄蜡加工而成,主治梦遗、白浊、妇人白带等症。然
本例病证得之情志内伤,必须怡情悦志,方能得愈。

❁ 肝郁脾虚治案 ❁

叶　素多忧郁,肝脾受伤,木不条达,土失健
运,是以气血凝滞,经脉不和,腹内疼痛,饮食无
多,主以当归建中汤加味。

全当归二钱　川桂枝一钱　制香附一钱半　软柴胡八
分　酒白芍二钱　炙甘草八分　元胡片一钱半　广木香八
分　春砂仁八分　玫瑰花八朵　赤茯苓二钱　炒白术一钱
半 (《阮氏医案》)

❁【评议】　本例的病理症结在于肝郁脾虚,气血
凝滞,故方用当归建中汤合白术、茯苓健脾养血,复
加香附、柴胡、玄胡、木香、砂仁、玫瑰花疏肝理
气,俾脾复健运之职,肝复条达之性,如是则纳减,
腹痛可解。本方通补结合,灵动活泼,其制方法度,

值得效仿。

❀ 郁伤心脾治案 ❀

张　郁伤心脾，经脉不和，心胸悸动，寤而不寐，饮食无味，略兼咳嗽。宜调养怡情，是为正治。

白茯神三钱　广郁金钱半　全当归三钱　佛手花八分远志筒钱半　北沙参三钱　生香附钱半　炙甘草八分　酸枣仁三钱　紫丹参三钱　玫瑰花八朵（《阮氏医案》）

❀【评议】　本例得之情怀抑郁，心脾受伤，而见心悸、不寐、饮食无味等症，即《黄帝内经》"二阳之病发心脾"是也。故药用理气解郁、养心安神之品。然则病由情志内伤而发，故案中强调"宜调养怡情"，待守药饵，未足恃也。

附 论 文

🌸 佛郁致病论 🌸

"佛郁致病"的理论，是元代医家朱丹溪明确提出的，他在《丹溪心法》中说："气血冲和，万病不生，一有佛郁，诸病生焉。故人身诸病，多生于郁。"从词义上解，"佛郁"犹悒郁也，是情志抑郁不得舒畅的意思。但朱氏所说的"佛郁"，不单纯局限在情志方面，其义当更广泛，明代医家赵养葵曾对此作过解释："郁者，抑而不通之义。……为因五气所乘而致郁，不必作忧郁解。忧乃七情之病，但忧亦在其中。"朱氏强调"佛郁"在发病学上的重要作用，是有其深远学术渊源和丰厚实践基础的。

早在《黄帝内经》这部经典著作中，就记述了郁滞不得发越所致的诸多病证，如《素问·六元正纪大论》载有木郁、火郁、土郁、金郁、水郁等五气之郁，并提出"木郁达之，火郁发之，土郁夺之，金郁泄之，水郁折之"的相应治法。《素问·至真要大论》更提出"疏其血气，令其调达，而致和平"的名论，即是指对疾病的治疗，应着眼于疏通气血，使脏腑无郁滞之弊，则人体可恢复平和与健康，诚如清代医家姚止庵在《素问经注节解》中所释："疏其壅塞，令上下无碍，血气通调则寒热自和，阴阳调达矣。"汉代医圣张仲景在《金匮要略》中强调指出："五脏元贞通畅，人即安和。"所谓"元贞"者，即五脏真元之气，亦即朱丹溪《格致余论》所说的"人之所藉以为生者，血与气也"。《医宗金鉴》说得更为透彻："五脏真元之气，若通畅相生，虽有客气邪风，勿之能害，人自安和；如不通畅，则客气邪风，乘隙而入，中人多死。"即是说，只要五脏元气通畅，抗病力强，就能抵御外邪的侵袭，使人平安健康。

朱氏秉承了《黄帝内经》和《金匮要略》的旨意，且做了很大发挥，提出了上述影响十分深远的"怫郁致病"理论。并以其丰富的实践经验，创制了一套独特的治郁名方如六郁汤、越鞠丸等流传于世。以越鞠丸为例，朱氏谓其能"解诸郁"，方由苍术、香附、抚芎、神曲、栀子各等分组成。对其方义，《中医名方精释》阐发说："方中以香附为君药，行气解郁，使气行则血行，气血通畅则痰、火、食之郁亦随之而消；川芎行气活血以治血郁；苍术燥湿运脾以治湿郁；神曲和胃消食以治食郁；栀子清热泻火以治火郁，并监制诸药温燥之性，共为臣佐药。气血和顺，湿食得化，郁火得清，虽未用祛痰药，痰郁亦随之而消，此乃治本之意。"由是观之，宣郁通滞，畅达气机是本方的主要功能，这正是针对"怫郁也，结滞壅塞，而气不通畅"（刘河间语）的病机而设。尤其耐人寻味的是，方名"越鞠丸"，寓意深刻，吴鹤皋释之曰："越鞠者，发越鞠郁之谓也。""鞠"即郁也，因本方能发越郁结之气，故名"越鞠"。夫人身气机贵于流通，唯流通则气机升降有序，出入有常，这是维持生命活动的根本保证。若气机郁滞，则脏腑经络之气血运行受阻，升降出入有失常度，诸病由是作矣。诚如戴元礼注释所说："郁者，结聚而不得发越也。当升者不得升，当降者不得降，当变化者不得变化也，此为传化失常，六郁之病见矣。"此等证的治疗，自然宜疏通郁滞，调达气血，俾气机升降出入恢复常度，则症可消、疾可瘳。这无疑是朱氏创制越鞠丸的奥义所在。明代医家孙一奎受其启示，在《赤水玄珠·郁证门》中补充了五脏本气自郁证治，尝谓："心郁者，神气昏昧，心胸微闷，主事健忘，治

宜肉桂、黄连、石菖蒲；肝郁者，两胁微膨，嗳气连
连有声，治宜青皮、川芎、吴茱萸；脾郁者，中脘微
满，生涎，少食，四肢无力，治宜陈皮、半夏、苍
术；肺郁者，皮毛燥而不润，欲嗽而无痰，治宜桔
梗、麻黄、豆豉；肾郁者，小腹微硬，精髓乏少，或
浊或淋，不能久立，治宜肉桂、茯苓、小茴香。又有
胆郁者，口苦，身微潮热往来，惕惕然如人将捕之，
治宜柴胡、竹茹、干姜。"孙氏还对丹溪"六郁"之
证的临床表现，在戴元礼注释的基础上做了阐发，指
出："气郁者，其状胸满胁痛，脉沉而涩；血郁者，
其状四肢无力，能食，便血，脉沉涩而芤；痰郁者，
其状动则喘，寸口脉沉而滑；食郁者，其状嗳酸，胸
满腹胀，不能食，或呕酸水，恶闻食气；火郁者，其
状瞀闷，小便赤涩，脉沉而数，骨髓中热，肌痹热，
扪之烙手；湿郁者，其状周身肿痛，或关节痛，阴雨
则发，体重，头重痛，脉沉而细。"尤其值得一提的
是，清代医家王孟英深悟经旨，更受丹溪"怫郁致
病"理论的影响，认为人身气机贵于流动，一息不
停，惟五气外侵，或七情内扰，气机窒塞，疾病乃
生。尝谓："缘人身气贵流行，百病皆由愆滞，苟不
知此，虽药已对证，往往格不相入。"这里所说的
"愆滞"，显然是针对郁滞不通畅而言。他又说："身

中之气有愆有不愆，愆则留而为病，不愆则气默运而
潜消，调其愆而使之不愆，治外感内伤诸病无余蕴
矣。"由此可见"百病皆由愆滞"，这是王氏最基本的
病因观；"调其愆而使之不愆"，是王氏最突出的治疗
观。基于此，他治疗疾病十分重视清除导致气机愆滞
的各种致病因子，拳拳于疏瀹气机，以调整其升降出
入，使之恢复常态。临床用药有其鲜明特点，即善用
疏通气血的轻灵之剂而取胜，正如曹炳章所评：孟英
"裁方用药，无论用补用泻，皆不离运枢机，通经络，
能以轻药愈重证，为自古名家所未达者。"尤为可贵
的是，在朱氏"怫郁致病"理论和学术思想影响下，
后世医家对其创制的越鞠丸，与历代文献中治郁名方
作了分析对比，颇多发挥，如清代医家张石顽在《张
氏医通·郁》中阐发说："郁证多缘于志虑不伸，而
气先受病，故越鞠、四七始立也。郁之既久，火邪耗
血，岂苍术、香附辈能久服乎？是逍遥、归脾继而设
也。然郁证多患于妇人，《内经》所谓二阳之病发心
脾，及思想无穷，所愿不得，皆能致病。为证不一，
或发热头痛者有之，喘嗽气乏者有之，经闭不调者有
之，狂颠失志者有之，火炎失血者有之，骨蒸劳瘵者
有之，癥痞生虫者有之。治法总不离乎逍遥、归脾、
左金、降气、乌沉、七气等方，但当参究新久虚实选

用，加减出入可也。"当然治疗郁证的方剂远不止于此。

"怫郁致病"理论对临床很有指导意义。就拿现代临床来说，它广泛应用于胃肠神经官能症、慢性胃炎、溃疡病和慢性肝炎等疾病的辨证和治疗，如越鞠丸对上列病证属"郁证"者，现代报道获效良多。在妇科临床上，这一理论更有着实用价值。如经前期紧张症、痛经、闭经、乳腺小叶增生、围绝经期综合征和不孕症等病证，"怫郁"常是其重要的致病因素，诸如越鞠丸、逍遥散、疏肝解郁汤、开郁种玉汤等方广为采用，临床治验甚夥。再者，被人称为"富贵病"的一些疾病，如高脂血症、动脉硬化、糖尿病、肥胖症等，究其病因病机，往往与情志怫郁，或恣食肥甘厚味，造成气、血、痰、湿、热、食等郁滞有密切关系，因此对这些病证的治疗，宣郁通滞无疑是不二法门。如笔者在临证中以越鞠丸加泽泻、决明子、荷叶、山楂等治疗高脂血症、肥胖症等，常能取效。又如对心情不舒，气机郁滞而致的抑郁，焦虑等症，用越鞠丸随证加入丹参、当归、酸枣仁、合欢皮、郁金、茯神、远志等品，也有较好的效果。

这里尤其值得强调指出的是，"怫郁致病"理论在"治未病"和养生保健上的重要作用。以"亚健康"为例，因现代社会生活节奏加快，竞争愈趋激烈，人们的工作和精神压力增大，以及由于生活水平提高，饮食结构改变，造成体内营养物质过剩，代谢产物堆积等原因而导致者不在少数。所谓"亚健康"，是指介于健康与疾病之间的中间状态，被人称之为"第三状态"。对于这类人群，如何增强其体质，调整其体内潜在的不平衡状态，以免疾病的发生，或将疾病消灭于萌芽状态，这是"治未病"的重点内容之一。"亚健康"的主要表现是情绪紧张、心情不宁、头晕目眩、失眠多梦、记忆减退、食欲不振、精神疲乏等，但经各项理化检查却未发现实质性病变。按中医理论分析，气机郁滞，脏腑功能失调是较为常见的病机，因此很适合用宣郁通滞的方法调治，以消除导致气机郁滞的诸因子，促使机体恢复气血通畅而臻于康健。但是令人遗憾的是，当前社会上有不少人（包括亚健康人群）对补品产生误解，片面追求和迷信补品能强身健体、延缓衰老，坚持常年服用不懈，更有甚者有些医生投人之所好，不加辨证地滥用补剂。诚然，对于体质虚弱者来说，因人制宜地服用一些补品，确有一定的益处，无可厚非，但对于气血郁滞者来说，误用滋腻之补剂，反而会使气血愈加壅滞，这无异于鲧治水，只用堵塞之法而不疏通河道，势必偾事。对此清代医家王孟英早就提出告诫，他针对当时"不知疗病，但欲补虚，举国若狂"的局面，大声疾呼"一味蛮补，愈阂气机，重者即危，轻者成锢"。"愈阂气机"是吃紧句，故他极力反对滥用补剂。鉴于"亚健康"的成因与气机怫郁有很大的关系，笔者有理由认为六郁汤、越鞠丸等不失是"以通为补"的调治良方，我们切勿以其药味平淡无奇、价格低廉而轻视之。

综上所述，"怫郁致病"理论源远流长，对疾病的防治有着重要的指导意义和实用价值，很值得进一步继承和发扬。（录自笔者主编《盛增秀医论选》，中医古籍出版社 2015 年 10 月出版）

❀ 治郁名方越鞠丸临床应用发挥 ❀

越鞠丸，出自《丹溪心法·卷三》："越鞠者，解诸郁，又名芎术丸。"本方由苍术、香附、川芎、六神曲、栀子所组成，适用于气、血、痰、湿、火、食"六郁"之证。六者可单独为病，又可相互为病，其中气郁是"六郁"的关键。朱丹溪认为："气血冲和，万病不生，一有怫郁，诸病生焉，故人身诸病，多生于郁。"所以立此方以总治诸郁。越鞠丸一方由五药

而治气、血、痰、火、湿、食等郁结所致的胸膈痞
闷、脘腹胀痛、吞酸嘈杂、饮食不化、嗳气呕吐等
症。而现代则用于治疗胃神经官能症、胃及十二指肠
溃疡、慢性胃炎、胆石症、胆囊炎、肝炎、抑郁症、
肋间神经痛、妇女痛经、月经不调等而有六郁见症
者。本方重在治病而求于本，故其用药思路及特点值
得我们加以考究。

一、"六郁"病因病机浅述

朱丹溪在《黄帝内经》气血津液学说的基础上，
首创郁证的"六郁"之说，故本方所治郁证系由肝脾
气机郁滞，而致气、血、痰、火、食、湿等相因结聚
成郁。正如朱丹溪的弟子戴思恭述："郁者，结聚而
不得发越也，当升者不得升，当降者不得降，当变化
者不得变化，此为传化失常，六郁之病生矣。"说明
郁证是气机升降失常所导致的一种病理变化，人以气
为本，气和则病无由生。六郁之成，与肝脾关系最为
密切，正如朱丹溪所说："郁病多在中焦，中焦脾胃
也，水谷之海，五脏六腑之主，四脏一有不平，则中
气不得其和而先郁矣。"肝藏血主疏泄，喜条达而恶
抑郁，若喜怒无常、忧思过度等则肝气郁结、气机郁
滞，即"结聚而不得发越也""当升者不得升"。而

根据五行相克原理，肝病又可导致脾的功能失常。脾胃位居中焦，主运化水谷，升降气机，肝气郁结，疏泄失度，则脾胃运化和升降功能失常，则湿邪停滞而为湿郁。脾胃腐熟运化不及则食积停滞而为食郁。而湿、食郁积均可化而为痰，张秉成有"积郁之处，必多痰滞"之说。而气与血关系甚为密切，气为血之帅，气能行血，肝气郁结可致肝血郁滞而成血郁，而久郁又能化热生火。朱丹溪云："气有余便是火"，"病得之稍久则成郁，久郁则蒸热，热久必生火"。故火郁成矣。

二、越鞠丸方药配伍分析

越鞠丸选用香附，其辛香入肝能散肝气之郁，微甘性平而无寒热之偏，故为疏肝理气解郁之要药，可治肝郁气滞所致之"气郁"，故为君药。朱丹溪《本草衍义补遗》谓：香附子，"凡血气药必用之"；方中川芎又名"抚芎"，朱丹溪谓："川芎辛温，兼入手、足厥阴气分，行气血而邪自散也。"又谓其能"开郁行气"，故其辛温芳香走窜入肝胆，为血中之气药，既可活血祛瘀，以治血郁，又可助香附行气解郁之功，两者相配，相得益彰；山栀子苦寒而降邪，清散三焦之火，尤善清心火，为治疗热病烦闷之要药。朱丹溪谓："栀子清气凉血，散三焦火郁之药也"，"山栀子仁，大能降火，从小便泄去"。故选用此药而治"火郁"；苍术味苦性温，燥湿运脾，以治"湿郁"，朱丹溪谓："苍术治湿，上、中、下皆有可用，又能总解诸郁。"又谓"苍术为足阳明经药，气味辛烈，强胃健脾，发谷之气，能径入诸药，疏泄阳明之湿，通行敛涩，香附乃阴中快气之药，下气最速，一升一降，故郁散而平。"故香附、苍术君臣相配，则郁散而症自平；神曲味甘性温入脾胃，消食导滞，《药性论》谓其有"化水谷宿食，癥结积滞，健脾暖胃"之功，故以此治"食郁"，四药共为臣佐药。然"痰郁"多由脾湿所生，亦与气、火、食有关，气机流畅，诸郁得解，则痰郁亦随之而消。故朱丹溪认为："治痰法，实脾土，燥脾湿是治其本。"又说："善治痰者，不治痰而治气。"因气顺则痰饮化而津液行，故方中不另加化痰药，此亦治病求本之意。费伯雄《医方论》发挥说："凡郁病必先气病，气得流通，郁于何有？……郁者香附为君，湿郁者苍术为君，血郁者川芎为君，食郁者神曲为君，火郁者栀子为君。"由此观之，方中五药，又当根据"六郁"侧重点不同，均可成君药，洵"用之中的，妙不可言"。本方配伍之严谨，深得后世医家称道。

三、越鞠丸后世加减运用

后世医家"得古人之意而不泥古人之方",根据郁证侧重点不同调整其组方,使方证相符,用于治疗不同疾病。现将后世发挥概述如下:

明·薛己收入于《口齿类要》之越鞠丸,方用苍术(炒)、神曲(炒)、香附子、山楂、山栀(炒)、抚芎、麦芽(炒)各等分组成。此方即朱丹溪方加山楂、麦芽而成。顾名思义,即配伍中用神曲、山楂、麦芽这三味药,以助其消食化滞,健运脾胃之功。用治"六郁牙齿痛、口疮,或胸满吐酸、饮食少思"之证。

清·吴本立《女科切要》卷二之越鞠丸,方用香附、山栀、半夏、神曲、川芎、郁金、胆草而成。此即朱丹溪方去苍术加半夏、郁金、龙胆草。郁金其行气解郁之力强,兼得疏肝利胆之功,《本草衍义补遗》谓其:"治郁遏不能散"。半夏、龙胆草清热燥湿之力盛,龙胆草专泻肝胆之火,以肝胆湿热为主,其气味厚重而沉下,善清下焦湿热,故本方兼具行气解郁,清热燥湿之功,主治"妇女思想无穷,所欲不遂,带脉不约,发为白淫"。

明·龚廷贤所著《寿世保元·嘈杂》之痰火越鞠

丸，方由海石、胆南星、栝楼、山栀、青黛、香附、苍术、川芎组成。此即朱丹溪方去神曲加海石、胆南星、栝楼、青黛而成。朱丹溪谓海石："治老痰积块，咸能软坚也。"其化痰软坚之力盛，胆南星、栝楼清火化痰之力盛，青黛具有清热解毒，清肝泻火之功。故本方清热化痰之功效较原方显著，偏治"痰郁""火郁"尤为相宜，主治"嘈杂。痰火内动，如阻食在膈，令人不自安"。

明·吴昆所著《医方考》卷三之食郁越鞠丸，方用山楂、神曲、砂仁、香附（童便制）、苍术（米泔浸7日）、抚芎、栀子。此方即朱丹溪之越鞠丸加山楂、砂仁而成，后世医家释之方义："香附、苍术、抚芎以顺气，栀子以泻火，山楂、神曲、砂仁以消食"，其行气消食之力较原方更著，故对气郁或食郁所致的噎膈等证更为适宜。

《医方考》卷四之火郁越鞠丸，方由山栀（炒黑）、青黛（飞）、香附（童便浸5日）、抚芎、神曲（炒）、苍术（米泔浸7日）组成。此即朱丹溪之方加用青黛，吴昆用青黛和山栀相须为用，增强原方清热解毒、泻火之力，故以此方用于"火郁"为主所致的"吞酸，小便赤，脉来沉数者"。

此类方剂还不胜枚举，例如《金匮翼》卷三中提

153

到"加味越鞠丸",即原方加针砂、山楂,用于治疗食积、酒毒发热;《古今医鉴》卷四中的"加味越鞠丸",即原方加橘红、白术、黄芩、山楂等分,用于解诸郁火痰气,开胸膈,进饮食;《嵩崖尊生》卷九中"加味越鞠丸",即原方加山楂、陈皮、半夏、草蔻,用于治疗胃脘痛等。

四、养身保健良方越鞠丸

笔者认为,本方在"治未病"和养生保健上有着重要作用。以"亚健康"为例,其在人群中占有相当的比例。所谓"亚健康",是指介于健康与疾病之间的中间状态,被人称之为"第三状态"。对于这类人群,如何增强其体质,调整其体内潜在的不平衡状态,以免疾病的发生,或将疾病消灭于萌芽状态,这是"治未病"的重点内容之一。"亚健康"的主要表现是情绪紧张、心情郁闷、失眠多梦,记忆减退、食欲不振,精神疲乏等等,但经各项理化检查却未发现实质性病变。按中医分析多系气机郁滞,脏腑功能失调所致,因此很适合用越鞠丸调治,以消除导致气机郁滞的诸因子,促使机体恢复气血通畅而臻于康健。但是令人遗憾的是,当前社会上有不少人(包括亚健康人群)对补品产生误解,片面追求和迷信补品能强身健体、延缓衰老，坚持常年服用不懈，更有甚者有些医生投人之所好，不加辨证地浪用补剂。诚然，对于体质虚弱者来说，因人制宜地服用一些补品，确有一定的益处，无可厚非，但对于气血郁滞者来说，误用滋腻之补剂，反而会使气血愈加壅滞，这无异于鲧治水，只用堵塞之法而不疏通河道，势必偾事。对此清代医家王孟英早就提出告诫，他针对当时"不知疗病，但欲补虚，举国若狂"的局面，大声疾呼"一味蛮补，愈阂气机，重者即危，轻者成锢"，极力反对滥用补剂。鉴于"亚健康"的成因与气机怫郁有很大的关系，笔者有理由认为越鞠丸不失是调治良方之一，我们切勿以其药味平淡无奇，价格低廉而轻视之。《黄帝内经》有谓："疏其血气，令其调达，而致和平。"《金匮要略》亦说："若五脏元贞通畅，人即安和。"试观越鞠丸的制方用意，与经旨正合，也与现代名医颜德馨教授提出的"生命在于流动"（当指气血流通）颇相符节。其在养身保健上的价值，未可低估，有着广阔的应用前景。（录自 2016 年 11 月《北京中医药》笔者发表论文）

（参考文献从略）

《张氏医通》郁证探析

　　《张氏医通》是清初名医张璐（字路玉，晚号石顽老人）的重要临床著作。这部《医通》的写作，参阅者达六十余人，参考用书凡一百数十种，稿经十易，历五十余年而定。全书内容以杂病为主，内容丰富，包括内、外、妇、儿、五官诸科，理精法美，案佳方良，是一部临床实践与理论密切结合的医学著作，具有卓越的学术思想和很高的临床价值。书中各病症之前，首列《灵枢》《素问》病机，次则《金匮》治例，下以各家诸论，尤多采朱丹溪、薛立斋、张介宾、赵献可、喻昌等之言，但并不偏倚而独守一家之言，而是贯穿着自己的见解，"务在广搜历览，由博返约，千古名贤至论，统叙一堂，八方风气之疾，汇通一脉"，成就卓著。笔者就其中"郁门"所列论述及医案进行探析，提炼先贤之经验，以求诊治本类疾病时取得更好效果。

一、郁证概述

　　郁证多由情志不舒，气机郁滞而致病。以心情抑郁、情绪不宁、胸部满闷、胁肋胀痛，或易怒欲哭，或咽中如有异物梗阻等症为主要症状。根据郁证的临床表现及其以情志内伤为致病原因的特点，主要见于现代医学的神经官能症，其中尤以神经衰弱及癔症为多见，也见于围绝经期综合征及反应性精神病。

二、《医通》郁证相关论述评析

石顽曰：郁证多缘于志虑不伸，而气先受病，故越鞠、四七始立也。郁之既久，火邪耗血，岂苍术、香附辈能久服乎？是逍遥、归脾继而设也。然郁证多患妇人，《内经》所谓二阳之病发心脾，及思想无穷，所愿不得，皆能致病。为证不一，或发热头痛者有之，喘嗽气乏者有之，经闭不调者有之，狂颠失志者有之，火炎失血者有之，骨蒸劳瘵者有之，蛊疰生虫者有之。治法总不离乎逍遥、归脾、左金、降气、乌沉、七气等方，但当参究新久、虚实选用，加减出入可也。

历代医家中，以论治郁证著称者首推朱丹溪。丹溪尝谓："气血冲和，百病不生，一有怫郁，诸病生焉。其因有六：曰气，曰湿，曰热，曰痰，曰血，曰食。气郁则生湿，湿郁则成热，热郁则成痰，痰郁则血不行，血郁则食不化，六者相因为病也。"认为气郁是"六郁"的关键，并立越鞠丸以总解诸郁。张氏善于博采众家之长，从不偏执一说，以郁证为例，张氏赞同丹溪论郁之说，且宗越鞠治郁之法，但"郁之既久，火邪耗血，岂苍术、香附辈能久服乎？是逍遥、归脾继而设也"。可见每一证都有虚实之分，郁证也不例外，有因邪实而郁者，有因正虚而郁者。正如《折肱漫录》所言："归脾汤，治脾而开郁；逍遥散，治肝而疏郁，二方为治郁妙剂，他药恐消耗元气，宜慎用之。"由此可以更为清楚地得知，越鞠丸乃为"治实郁"之方，明确这一点，就有助于我们临证时对越鞠丸证与逍遥散证以及归脾汤证等方证进行鉴别。

张氏所引，多属精彩之论。如书中所录赵养葵语："郁者，抑而不通之义。《内经》五法，为因五气所乘而致郁，不必作忧郁之郁。忧乃七情之病，但忧亦在其中。"其含义十分明确：第一，各种疾病的发生都离不开气血郁滞的病机；第二，《黄帝内经》五郁，属广义的运气致郁；第三，七情郁结造成的郁证亦包括其间。因此，赵氏论郁，突破了通常所说的"郁不离乎七情"的偏狭之见，认为郁证的概念不应该局限于情志病患的范畴，而必须从中医学中广义"郁证"的机制进行研究。他不仅阐发了《黄帝内经》的经旨，而且把《黄帝内经》广义论郁之理，紧密地联系脏腑，并结合到临床各种病症之中，这对临床的辨证施治，具有重要的指导意义。

石顽曰：郁脉多沉伏，或结或代，或沉或涩，郁在肝肾则见于左，郁在心脾则见于右，气血食积痰饮一有留滞于其间，脉必因之而止涩矣。但当求其有神，何害之有？所谓神者，胃气也。郁脉虽多沉、伏、结、促，不为患也，所虑在牢、革、弦、强不和耳。盖沉、伏、结、促，有气可散，气通则和；若牢、革、弦、强则正气先伤，无气可散，即从事调补，尚难克效，况复误行耗气之药乎？所以郁证得弦强脉者，往往多成虚损也。

此论述郁证脉象。张氏对脉诊的研究和应用，深得脉法真谛，每一病种之后，都附以辨脉之法，把脉诊作为审查病机，拟定治法，选方用药，判断预后的重要依据，尤其对脉理的分析，脉形的体会，都颇有心得，符合临床实际，并著有《诊宗三昧》的脉学之书。张氏认为郁脉多沉伏，或结或代，或沉或涩，总以气血不通畅是也。

由此可见，张氏对于郁证的认识，从病因、症状到证治等都有较深刻的理解，且与现代医学对该病的认识十分相近，这对于指导后世医家对该证的诊治显然有着十分重要的作用。

三、《医通》郁证医案赏析

易思兰治一妇，患浑身倦怠，呵欠口干，经月不食，强之不过数粒而已。有以血虚治之者，有以气弱治之者，有知为火而不知火之源者，用药杂乱，愈治愈病。至冬微瘥，次年夏间，诸病复作，肌消骨露，三焦脉洪大侵上，脾肺二脉微沉，余部皆平和，此肺火病也。以栀子仁姜汁浸一宿，炒黑研极细末，用人参、麦冬、乌梅煎汤调下。进二服，即知饥喜食，旬日肢体充实如常。后因久病不孕，众皆以为血虚，而用参、芪之品，半月胸膈饱胀，饮食顿减，至三月余而经始通，下黑秽不堪，或行或止，不得通利，其苦万状。易复以四乌汤换生地，加陈皮、苏梗、黄芩、山栀、青皮、枳壳十数剂，一月内即有孕。

按：此案为《医通》所载明代易思兰治疗郁证病案。易氏尝谓："气有一息不运，则血有一息不行，欲治其血，先调其气。""人之一身，有气有血，气血调和，百病不生，一有怫郁，诸病生焉。"此均反映出其重视气机在人体的重要性，认为气乃人身之主，气郁为致病的根源，故而其医案中因"气郁"所致病症较多。并提出"开郁为先，补益后焉"，对郁证的病机、诊断和治疗有独到见解。是故此案中妇人浑身倦怠，呵欠口干，经月不食，以血虚、以气弱等治之均不效是也。

易氏强调"治病贵先识病情，病有真是者，有似是而非者"，指出辨证过程中要抓住主要症状和区别真实症状。独创畅卫舒中汤、和中畅卫汤、畅卫豁痰汤、四神汤等方剂，用药以川芎、神曲、香附、苍术、苏梗、枳壳、桔梗、甘草八味为主加减化裁，发展和完善了丹溪"越鞠丸"之精髓，舒畅气机，调和气血为治。

子曰："学而不思则罔。"张氏作为一名医学名家，不仅博学，而且善于思考，因此每多创见，他在理论和杂病上的造诣，对后世医学的发展具有深远影响。其为临床大家，在广搜历览的基础上十分重视临床医学的研究，因而在疾病的诊疗中颇有心得。本文仅以《张氏医通》郁证为例，从中不难看出，张氏治学，不墨守成规，侧重具体问题具体分析，师古而不泥古，值得我们学习。（录自 2017 年 1 月《浙江中医药大学学报》笔者发表论文）

（参考文献从略）

古代郁证医案用药规律和特色分析

医案是历代医家活生生的临证记录，最能反映各医家的临床宝贵经验，对临证很有指导意义和实用价值。国学大师章太炎曾评价："中医之成绩，医案最显著。欲求前人之经验心得，医案最有线索可寻，循此钻研，事半功倍。"面对浩瀚的中医医案，不少学者开始应用数据挖掘技术，以期发现医案中隐藏的知识与规律，并且取得了不少成果。本研究以古代名家郁证医案为切入点，对有代表性的 53 部古代名家医案著作中的郁证医案进行梳理，运用"中医传承辅助平台 V2. 5"软件进行数据处理，对庞大的医案信息进行了系统的分析，从不同角度、不同层次得出一些相对量化、客观的结论，为郁证的研究提供一定的依据，并为临床应用提供实用性的参考与指导。

1. 资料与方法

（1）资料来源：以《全国图书联合目录》为线索，以浙江省中医药研究院图书馆馆藏图书为基准，选择清末（1911 年）以前历代医家有代表性的医案著作，包括《石山医案》《临证指南医案》《吴鞠通医案》《张聿青医案》《曹沧洲医案》《上池医案》《沈氏医案》《也是山人医案》《孟河费绳甫先生医案》《阮氏医案》等 53 部，选取其中的郁证医案。

（2）医案筛选：对于郁证医案的筛选，我们制定了筛选标准给予剔除：有案无方者或有方无药，并无

从考证药物具体组成者。表述不规范，容易产生歧义
的医案。没有明确提到情志病因又不属于公认的郁证
相关病证的医案。

（3）数据规范：符合纳入标准的有 338 首处方，
共涉及中药 569 味。参考《中药学》，对处方中的药
物名称进行规范，例如，将原处方中生地统一为生地
黄，而对于原处方中以产地、炮制方法进行区分的药
物，遵从原处方不予更改。有方无药者参考《中医方
剂大辞典》对其补充完整。

（4）分析软件：本研究使用中国中医科学院中药
研究所开发的"中医传承辅助平台 V2.5"软件进行
数据分析，将上述筛选后的处方录入到平台中，录入
完成后由双人负责数据的审核，来确保数据的准确
性。通过平台的"数据分析"模块中的"方剂分析"
功能，采用关联规则 Apriori 算法对用药规律进行
分析。

2. 结果

（1）高频常用药物：对 338 首处方中 569 味中药
进行使用频次分析，其中使用频次超过 40 次的共 14
味，仅占 569 味中药的 2.46%，但是使用次数却达到
814 次。使用频次最高的前三味是茯苓、当归、人参。
具体用药频次见表 1。

表 1 处方中使用频次 ≥40 次的药物情况表

序号	中药名称	频次
1	茯苓	104
2	当归	74
3	人参	70
4	半夏	67
5	白术	61
6	炙甘草	60
7	柴胡	55
8	香附	52
9	甘草	50
10	牡丹皮	49
11	白芍	45
12	陈皮	44
13	生姜	42
14	山栀	41

（2）基于关联规则的方剂组方规律分析：在平台组方规律分析中，将药物组合"支持度个数"（表示药物组合在所选处方中出现的频次）设置为30，"置信度"（表示药物组合中其中一味药物出现，另一位药物出现的概率）设为 0.95 得到常用药物 8 种，二味药药对 12 个，三味药组合 1 个。具体药物组合频次见表 2。高频药对网络展示。具体情况见图 1。

表 2 郁证处方中支持度为 30 条件下药物组合频次表

序号	药物模式	出现频度
1	当归，茯苓	48
2	白术，当归	36
3	白术，茯苓	36
4	柴胡，茯苓	35
5	人参，白术	34
6	当归，柴胡	34
7	炙甘草，当归	31
8	炙甘草，茯苓	31
9	牡丹皮，茯苓	31
10	半夏，茯苓	31
11	人参，当归	30
12	炙甘草，白术	30
13	当归，柴胡，茯苓	30

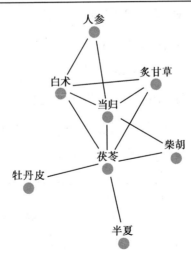

图 1 高频药对网络展示图（支持度 30，置信度 0.95）

3. 讨论　郁证是由情志不舒、气机郁滞所致，以心情抑郁、情绪不宁、胸部满闷、胸肋胀痛，或易怒易哭，或咽中如有异物梗塞等为主要临床表现的一类病证。临床根据郁证发病的不同原因，治疗上也不尽相同。医案则是医者临床思维活动过程的记录、辨证论治过程的记录，也是中医理法方药综合应用的具体反映形式。本研究系统、深入的研究古代名家郁证医案，从分散、凌乱的医家临证经验中总结探讨其用药规律。通过对郁证医案中药物分析，使用频次超过40次的共14味，分别是茯苓、当归、人参、半夏、白术、炙甘草、柴胡、香附、甘草、牡丹皮、白芍、陈皮、生姜、山栀；表2、图1提示常用的药物组合有：①当归、茯苓；②白术、当归；③白术、茯苓；④柴胡、茯苓；⑤人参、白术；⑥当归、柴胡；⑦炙甘草、当归；⑧炙甘草、茯苓；⑨牡丹皮、茯苓；⑩半夏、茯苓；⑪人参、当归；⑫炙甘草、白术；⑬当归、柴胡、茯苓。按照新世纪第2版《中药学》进行归类，共涉及6类，其中以补虚药（补气药、补血药）最多，其次为理气药，还包括清热药、化痰药、利水渗湿药等。这与其他学者报道古代医家常用健脾类、理气类、养血类、清热类、化痰类药治疗郁证的研究结果亦是相符合的。

郁证的发病与肝关系最密，亦与心、脾有关。肝失疏泄、脾失健运、心失所养、脏腑气血阴阳失调构成了郁证发病的主要原因。因肝病致郁，多见气机升降失调，气虚则推动血行无力，气郁又易致瘀血内停，因此临床常以理气药、补气药治之；因脾病致郁，脾失健运，食饮积滞，水饮内停，易生痰湿，临床常以消食药、化湿药治之；因心病致郁，心血亏耗，不能濡养心神，临床常以补血药、安神药治之。根据本研究结果显示，理气药、补气药、补血药、清热药、化痰药等均为治疗郁证方剂中常见中药，这无不与郁证的病机治法相呼应。

郁证的发病率呈逐年上升趋势，中医整体辨证施治特色在改善患者症状和稳定疗效方面有着独特的优势。通过对古代名家郁证医案进行挖掘与分析，不难看出中医药在治疗郁证领域具有其自身的特点，且在当下的郁证研究中不乏类似报道。经过关联规则的方剂组方规律分析，可以将各味中药及各组药对之间复杂的相关关系简单明了化，为临床郁证的辨证论治提供理论依据与参考。（录自 2017 年 9 月《浙江中医杂志》笔者发表论文）

（参考文献从略）